あなたの病気の本当の原因は……

その生活が"ガン"なのです

宗像久男　山田まりや

THE GOOD BOOKS ON THE EARTH
TWJ BOOKS
HEALTH

むかしの日本女性はこんなに力強かった

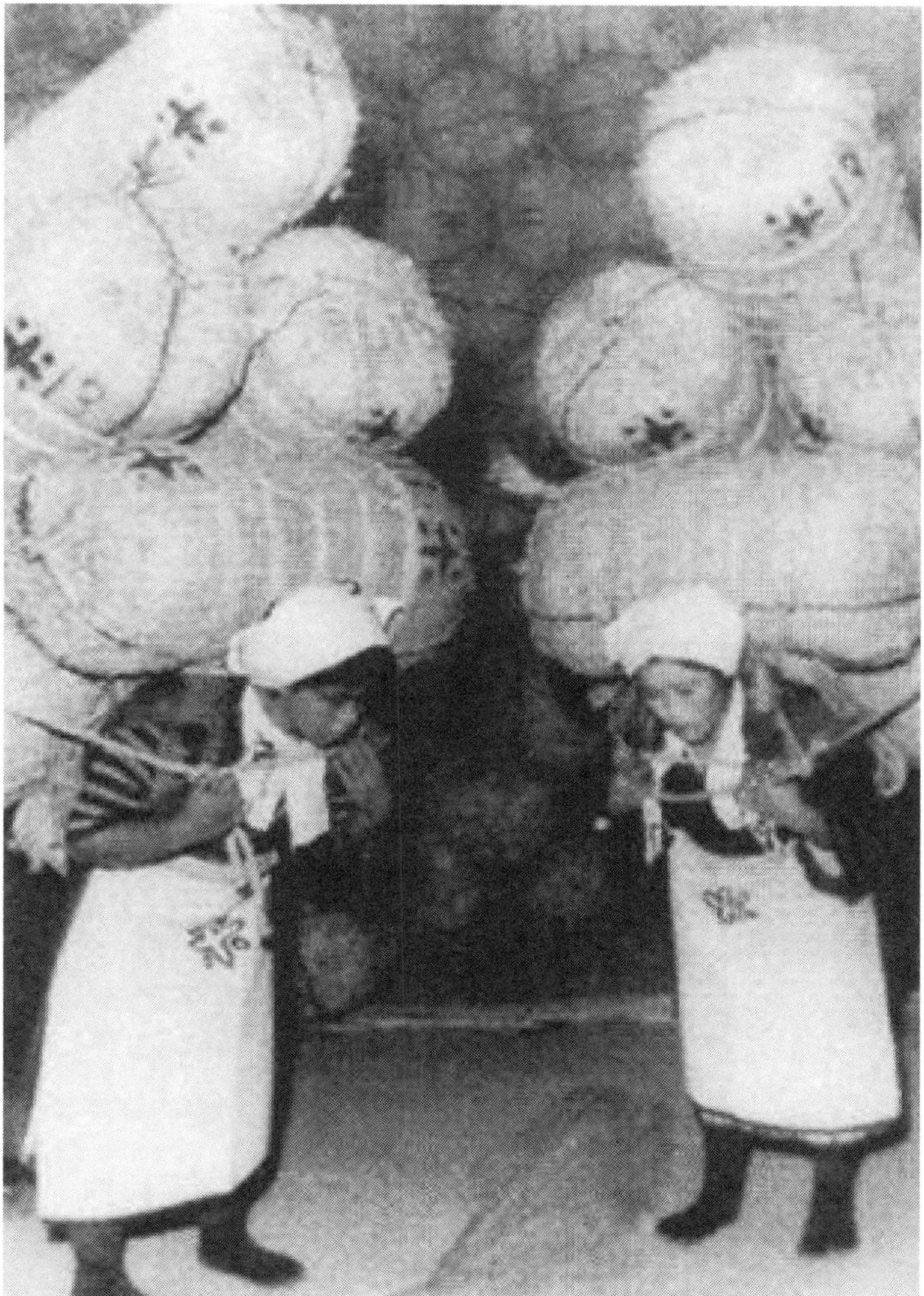

山形・山居倉庫資料館所蔵（提供:JA全農山形）

日本伝統の
味噌・醤油・野菜・玄米主食の
食生活を取り戻そう

まえがき

自分の不調の根本的な原因を見出せずに
苦しんでいる人がどれだけいるか……。
自分を愛せずに他人に優しくできない人が
どれだけいるか……。

病院、医療、お医者さん、治療と言うと、「難しい」「恐怖心を煽る」「痛い」「苦しい」「我慢」などを連想して苦手分野だからとフタをしてしまう人も多いと思います。そんな方でも肩ひじを張らずに楽しんで読んでいただけるように、ハードルを下げる役割として私の出番となりました。宗像先生は恐怖心を煽りたてることもなく、冗談を交えながら終始笑顔でお話ししてくださって、とても楽しく知識の間口を広げることができました。また、対談を通して私が取捨選択して得てきた大切な世界観と統合医療でガン患者さんの心と身体の治療をしてきた宗像先生の世界観とがすごく近いと感じました。
ですから本書では難しいお話は一切なし。毎日の食事を少しだけ意識することで、あなたの心と身体がこんなにも変わっていくんだなぁと感じていただけたらうれしいです。

そのむかしの日本人は人力のみでお城を建てたり、飛脚が藩をまたいで走ったり、現代人より生命力にあふれ、ものすごく力持ちだったんですよね。ぜひ写真のような女性たちを目指してパワーアップしたいと思います。

本書でも述べていますが、私は病気を経てから食事で自分自身の細胞を変えてきたという実感があります。そして、健康を維持するために食について勉強して「マクロビオティック(※1)」と「薬膳」と「漢方」の資格も取得しました。身体が元気になるように食べ物を食養ととらえて選べることはとても幸せなこと。そんな自分を誇らしく思えます。

そんな経験から、私は自分の身体に取り入れるもの、食べ物からすべてが変えられると本気で考えています。また、助産院で出産した経験もあり、自分の身体と我が子の命は私が守るという認識を強く持つようになりました。

そんな知識を集約させ、普段私が実践して本当によいなと感じている「黄金の生活のヒント」をご紹介いたします。特に女性や子育て中のお母さんは参考にしていただければと思います。

私は外食もお酒も楽しみますので、行き過ぎることもあります。そういうときでも本来の身体のリズムに戻れる場所や、解毒、排毒の方法を知っておけば、人のせいにすることなく、薬に頼り過ぎて依存することもなく、自分で自分をきちんとメンテナンスできます。

心と身体はつながって影響し合います。どんなことがあっても笑い飛ばせるたくましさと柔軟性を持ち、自分にも他人にも優しくできることが真の健康だと思います。本書を通して健やかな心と身体になれるためのきっかけをひとつでも発見していただけたらうれしいです。また、危機管理能力を身に付け、自力で免疫力を向上させて、あらゆる病気の予防にお役立ていただけたらと願っています。

２０１７年８月吉日　山田まりや

（※１）マクロビオティック
食文化研究家の桜沢如一氏が考案した食生活法のこと。その名称は「長寿法」を意味する言葉である。マクロビオティックにおける食生活の基本は、玄米を主食、野菜などを副食とするスタイル。

目次

第2章

第5章

家族の理解も重要な治療

第6章

本書に記載されているガン治療または医療行為に関する内容については、
著者の研究に基づいています。
また、人物の敬称は略させていただいています。

宗像久男がすすめる ガン撲滅４ヶ条

第１条	白米を食べるな	少なくとも3ヶ月、白米のように血糖値が上がりやすい食事は制限しよう！
第２条	体温を上げろ	少なくとも日に3回以上お風呂に入って服を1枚重ね着し、高い体温を心がけよう！
第３条	細胞を食べろ	少なくとも日に10回以上にんじんジュースを飲み、玄米食などの細胞を摂ろう！
第４条	理解者を作れ	家族の愛情はときとしてガン治療の障害。真の理解者をひとり作っておこう！

序章

その生活が"ガン"なのです!

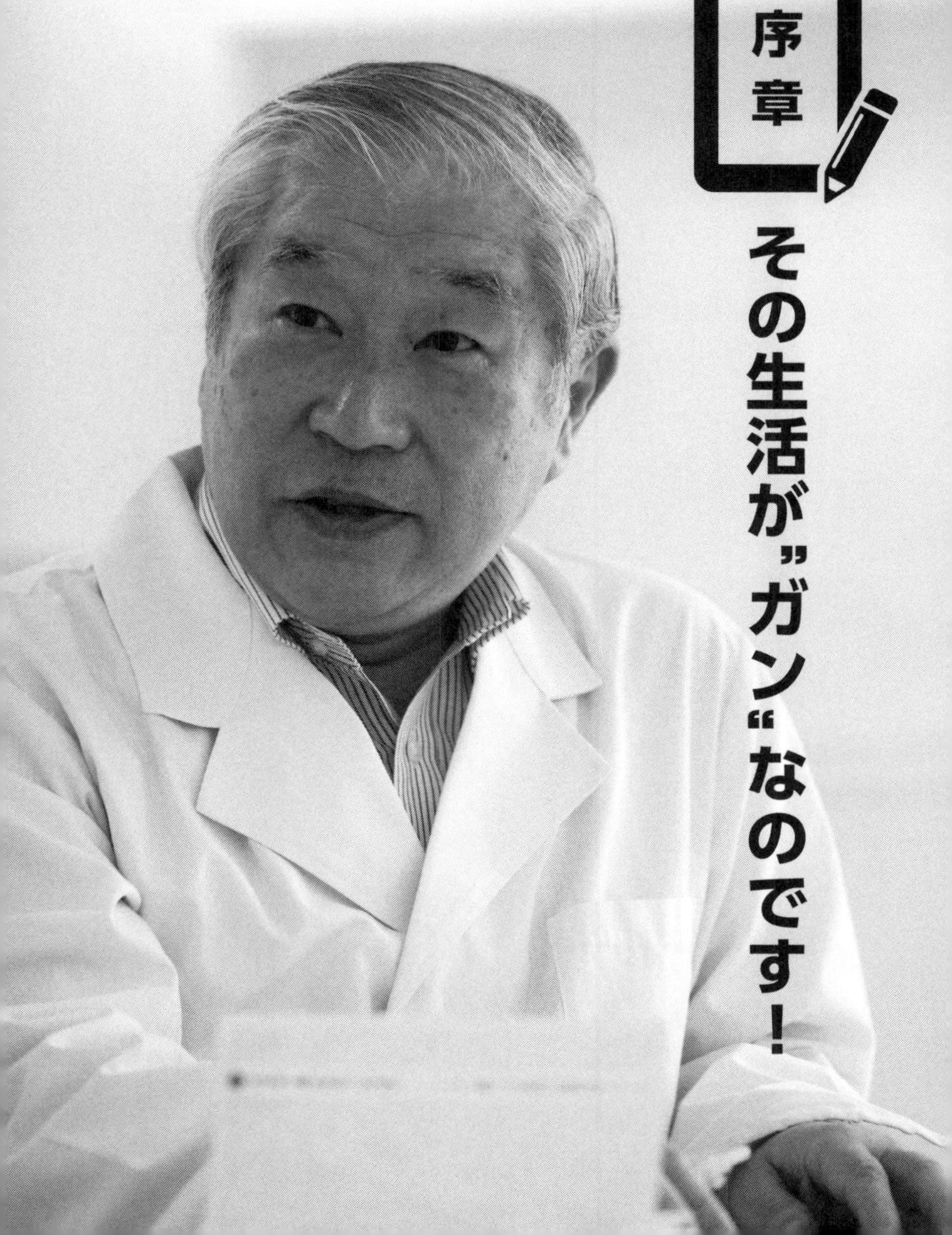

栄養を摂ったつもりの食に物申す
ガンの原因は食生活にあり

みなさん、タイトルにある「その生活」とは、なんだとお思いですか。

それは、白米・白パン・白砂糖・合成甘味料・添加物・遺伝子組み換え食品・残留農薬野菜を日々摂り続ける生活です。

日本の医者は健康のプロではありません。病気についてはプロです。

いろいろな病気の知識があり、その病気に対して薬を投与できます。

現代では「原因不明」とされている病気がたくさんありますが、医者はそれに対してとりあえず薬を出すだけです。その薬が効くかどうかは結果任せなのです。つまり、人を治すプロの仕事じゃないということです。

人は病気になるとき「熱が出る・痛みが出る・炎症が起きる」症状が基本的に出ます。治るときは3つの症状がおさまってきます。ですから、医者は患者さんの病状に関しては、それが「悪くなる」過程の症状なのか、あるいは「快復している」過程の症状なのかを判断しなくてはいけません。けれども、いまの医者はとりあえず薬で抑えようとします。極端な痛みが起きないように、極端な組織崩壊が起きないように薬でコントロールしようとするのです。

問題はそれだけではありません。

食事に万全の注意を払っている人は別ですが、我々の周りで摂られている食事や水は病気を治せるようなものではないという現状があります。人間の身体は6～7割が水でできています。しかし、本当に「きれいな水」を飲んでいる人がどれくらいいるのでしょうか？「きれいな水」、つまりよい水を厳選して飲むことが大切です。日本の場合、いくら上水道が整備されているといっても塩素が入っていますよね。塩素は皮膚粘膜を荒らす性質がありますし、塩素がもとになって生じるトリハロメタンは発ガン性物質です。そんな水道水などもってのほかです。

食の問題もそうです。全国の食料品店では加工食品ばかりが売られているし、庶民はなんの疑いもなくそれを食べています。人間は細胞でできているので、本来は細胞を食べるべきなのです。ところが、口にしているものは大量の農薬を使って育てられたものや、添加物が入ったもの、遺伝子組み換えの大豆やトウモロコシで育てられた牛、豚、鶏肉です。それらを食べることで病気になっていく可能性があるのです。

しかし、残念ながらいまの医者は**栄養学を学んでいません。**

だから、この加工食品だらけの環境のせいで病気になった患者さんに対してその原因が食生活にあることも気付けないのです。経済的に豊かになったいまの日本は、三大栄養素といわれる「たんぱく質」「脂質」「炭水化物」が不足することのない国になりました。栄養不足がありえない国になったのはいいのですが、実際には化学物質の入った加工食品や農薬漬けの食べ物ばかりを食べているのです。

そうしてガンになる。そして、多くの人は「ガンは治らない病気」と思い込まされています。けれども、私は、やり方さえよければ「ガンは簡単に治る病気」と考えています。

細胞食・温熱・理解者でガンを撲滅！

ガンを本気で治したいなら大事なことが4つあります。すべて患者さん自身でできることばかりです。

一番目は**「3ヶ月間、白米を食べない」**こと。

ガンの大好物はブドウ糖です。これがガンの燃料。これを3ヶ月制限する。白米や白いパン、白い麺類、白砂糖が入ったお菓子などに含まれるブドウ糖をまずは最低でも3ヶ月間断ってみてください。もちろんなにも食べるなという話ではありません。ガン予防にも、ガン治療にも役立つ食材は玄米ですので玄米中心の食生活にしてみてください。玄米は最低でもひと口、100～200回かむこと。同じブドウ糖でも玄米は血糖値が上がりにくいのです。また、ジャガイモもよいですね。ジャガイモのでんぷんも血糖値が上がりにくいのです。

二番目は**「体温を上げる」**こと。

ガンは低体温で増殖します。平熱が35度台という方はガンを疑ってもいいくらいです。低体温の人は普段からできるだけ身体を温めておくべきです。1年中靴下を履いて、下着や上着を1枚重ね着する。暑くなる季節の水分の飲み過ぎや冷たいものの食べ過ぎは、体温を下げるもとになるので注意しましょう。起きているときは、額が汗ばむ程度の体温が最適です。また、高い体温を保つには入浴が一番です。平熱を1度上げるだけでも治療効果があります。もちろん無理はいけませんが、1日のうちに5回も6回もこまめにお風呂に入り、身体を温めることをおすすめします。その際、水分補給も忘れてはいけません。きれいな水を常温で飲むといいでしょう。しかし、ここで重要なことはいきなり頑張ってお風呂に入り過ぎないことです。お風呂に入り過ぎると、一度に大量のガン細胞を破壊します。そうするとガン細胞の中に存在する成分が血液中に大量放出され、重篤な症状を引き起こします。これを「腫瘍崩壊症候群」といいます。ですからお風呂には、くれぐれも無理せずに楽しんで入ってください。

三番目は**「細胞を摂る」**こと。

細胞を摂ることとカロリーを摂ることとは違います。細胞は無農薬で新鮮な野菜ジュース、にんじんジュース、りんごジュースから摂ることができます。市販のものは「野菜100％」と記載されていても、添加物が入っている疑いがあるので自分で作るのがベストです。野菜ジュースは1時間ごとに摂っても胃腸を痛めません。1日のうちに最低10杯は飲みましょう。効果的に「細胞」を摂ることができます。「細胞」を摂ることは、身体の「細胞」自身が元気になることにつながります。先ほどの玄米もそうです。加工食品、防腐剤、添加物が入っているものはよくないですね。なるべく摂らないに越したことはないでしょう。

四番目は**「強力な理解者を作る」**こと。

日本人は優しい人が多いですから、家族にガン患者が出ると家族総出で患者さんのことを心配します。そのときによく確かめていない知識、間違った見識を持ち出して、「がんセンターに行かなくちゃ」とか、「抗ガン剤を」とか、「ガンを切らなくちゃ」

と説得しにかかります。それを断る患者さんの精神的苦痛やプレッシャーは計りしれません。

そんなとき、身近な理解者がひとりいると安心です。家族や親族の愛情は１００％ですが、情報の正しさに必ずしも信ぴょう性があるとは限りません。

たとえば息子さんを「宗像久男流」の強力な理解者にして、「うちの息子が抗ガン剤の投与を許してくれなくて」と周りに言うだけで真の理解者がいるという安心感を得られ、他者からのおせっかいなアドバイスもなくなり、精神的にだいぶ楽になることと思います。この「精神的に楽」というのが重要なのです。やはり精神的な重圧、ストレスは身体によくありませんから。特に「死の病」というガンへの思い込みは一番の毒です。

ガンは必ず治ります。

患者さん自身の努力と、「ガンは治る」「ガンを治す」という気構えがなにより重要になってくるのです。

第1章

生活環境病ってなんですか?

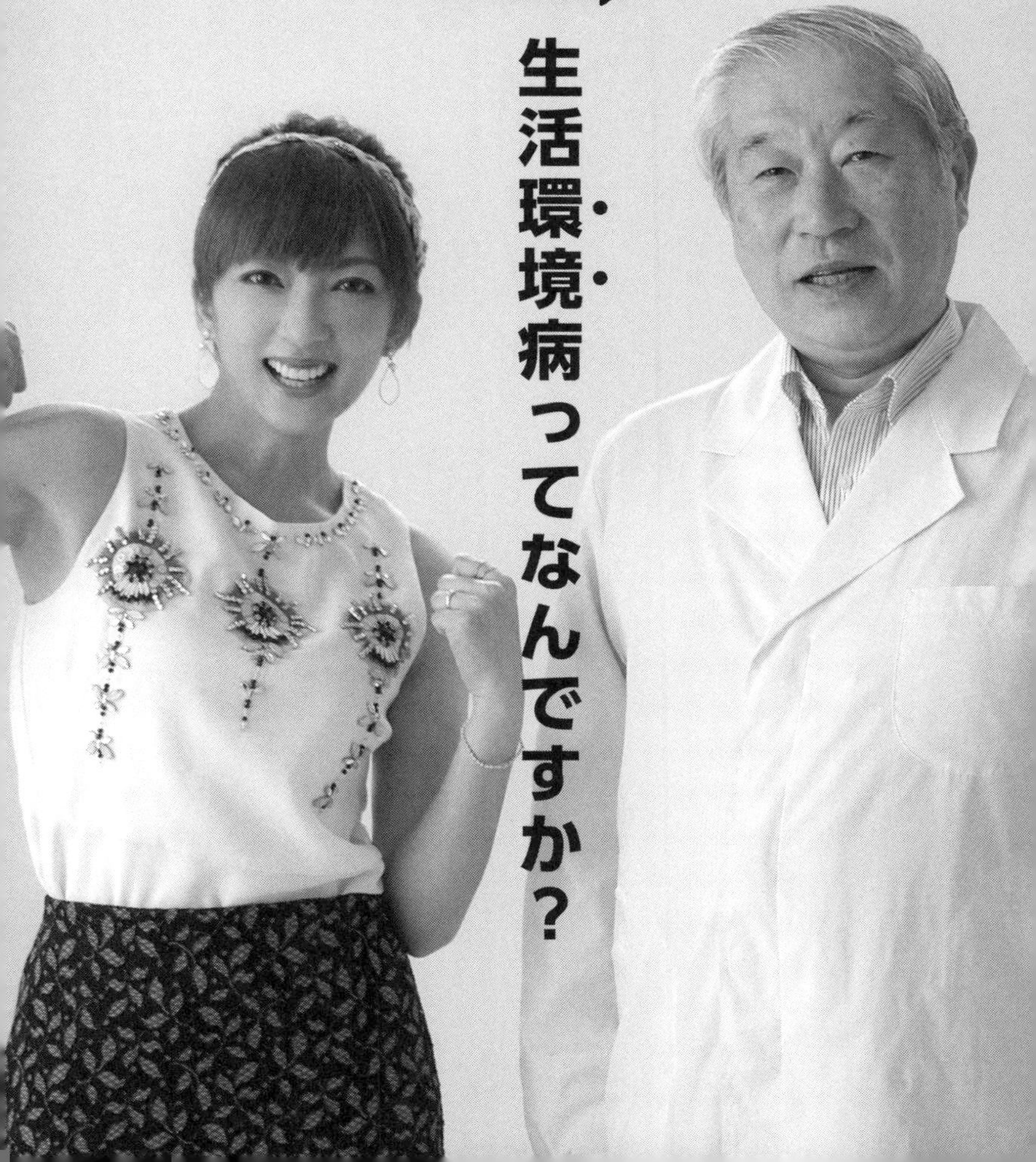

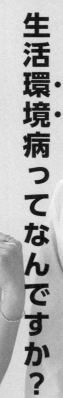

本当に生活習慣が原因なのか？

山田　先生は日本で数少ない「ガンを治せるドクター」という噂を聞いていまして、今日の対談を楽しみにしていました。本日はよろしくお願いいたします。

宗像　６月22日、小林麻央さんが乳ガンで亡くなりました。幼いお子さんふたりをのこして34歳の若いお母さんの他界に日本中が悲しみに包まれました。私は、小林さん関連の報道に接するたび「体温を上げる努力をしているだろうか」「ゲルソン療法を試しただろうか」「白砂糖や白米はやめているだろうか」などと、遠くから心配をしていました。ゲルソン療法についてはのちほど詳しくお話ししますが、ガンになっても正しい処置と自己管理をして「必ず自分で治す」という気概があれば撲滅できると私は断言できます。現に私の患者さんでガンから生還した人はたくさんいますし、８㎝の子宮ガンが肺を含めて全身に転移しながら、それをきれいになくして克服した例すらあります。

山田　宗像先生の得意分野の「ガン」もそうなんですが、「心臓病」や「脳卒中」は、

宗像

以前は「成人病」と呼ばれ、現在では「生活習慣病」として、多くの患者さんを苦しめている病気ですよね……。

聖路加国際病院の日野原重明先生(※1)が「生活習慣病」という名称を提言されたのですが、「生活習慣病」という言葉は、個人の生活態度が悪い、生活習慣が悪いということから付けられました。日野原先生は7月に105歳で天寿をまっとうされましたが、健康長寿を貫いた先生の命名だからこそ説得力があるのだと思います。

たとえば、糖尿病になる人は、糖尿病になるような食生活をしているということです。つまり病気、特に慢性病は、「個人の責任、個人の習慣の問題である」ということです。しかし昨今の病気をみていると、「生活習慣が原因だ」と言い切れない気がしています。

つまり私は、「生活環境」そのものの影響もあるような気がしているのです。水にしても空気にしてもそうですが、我々の体に入ってくるもの、それがとても重要です。人間の身体は、6割から7割が水分でできています。赤ちゃんの水分の割合はさらに多い。だから水はきれいでないといけないのです。塩素や消毒剤が入っている水道水よりも身体に安心な水を飲むべきです。私はこの30～40年、水道水は飲んだことがありません。少し高いですがきれいな水を購入して飲んでいますし、料理にも使っています。

山田　やはり身体に入れる水は重要ですね。

宗像　そうです。**「きれいな水」とは、水道水に含まれているような塩素やトリハロメタンなどの有害な物質が入っていない水**です。そして、酸化還元電位が低い水。この値が低いと抗酸化作用が強く老化防止にも役に立ちます。あと、水のクラスターが小さいこと。クラスターとは物質科学の原子や分子が数個から数十個、それ以上の集合を言いますが、クラスターの小さい水は味がよく、体内への吸収もよいのです。また、**カルシウム、マグネシウム、カリウム、ナトリウム、鉄分などのミネラルがバランスよく含まれている水**もいいですね。

山田　自分に合ったきれいな水を探し出すのも健康を守るために必要なことですね。

宗像

それに、**我々が食べている農産物や果物には農薬が入っているものがほとんどです。**ここでひとつ疑問が浮かびます。生命にとって薬剤の許容基準はどの程度なのか。ひとつの薬剤を使って動物で毒性試験をしますが、野菜ひとつとっても現在のようにさまざまな薬剤が入っている場合はその相関関係がきちんと判明しているわけではありません。もし複数の薬剤の中の「ある薬剤」によって、「生活環境」病になったとしても、どの薬剤の影響なのか医者が判断するのは不可能です。また、どのような症状が出るのかもわかっていません。

日本には、難病に指定されている病気が３３０種類あります。パーキンソン病、脊髄小脳変性症《せきずいしょうのうへんせいしょう》、筋萎縮性側索硬化症《きんいしゅくせいそくさくこうかしょう》（ＡＬＳ）(※2)など、薬を使って治せない病気が難病に指定されます。「生活環境」病が難病に指定されると、薬は無料になるのですが、それは矛盾しているように思います。

また、「生活環境」の問題としては、添加物が入っている加工食品もあります。デパ地下などで売られている食品は、最悪という説もあります。もしデパ地下で売られている食品から感染症や下痢が出たとしたらデパートの信用問題に関わるので、そのようなことが起こらないようにするため多くの添加物が入っている可能性があるからです。

山田　それと、**日本は10年前から牛、豚、鶏などの家畜の飼料に、大豆、トウモロコシの遺伝子組み換え作物の使用を容認しています。**

宗像　それってすごく怖いですよね。

山田　そのようなものが一般に出回っているわけです。それは「生活習慣」というよりも、「生活環境」と言えます。そこをしっかり変えていかないと、今後もさらに難病が生活環境によって起こりうると思います。しかし、飼料に遺伝子組み換え作物を容認するなどといった制度上のことを言うと政府の責任ということになってきますので、なかなか言えないのです。

宗像　不安を感じていても政府を批判できないですからね。

山田　大きなシステムを変えるのが難しいというところが問題なのだと思います。

現代は水も食もすべてが危ない

山田　添加物、保存料、電磁波の問題もそうですね。

宗像　放射能もそうです。安全基準といいますが、なにをもって安全基準なのかが問題です。安全基準とは許容可能なまでにリスクを低減するための規制基準をいいます。そこで2ミリシーベルトをいきなり500ミリシーベルトに上げて、次に100ミリシーベルトまで下げたから安全だというのもおかしな話です。

添加物や加工品について生産者としては農作物の安全基準を下げて出荷しないと経済的にはやっていけないと思いますが、それを長期的に食べる国民にとってはどうなのでしょうか。「いまはとりあえず問題はない」ということで将来を保証されているわけではないのです。

また、電磁波も危険です。電子レンジの例をあげると電磁波で栄養のほとんどが破壊されてしまいます。ロシアでは1976年に電子レンジについて多くの研究が行われた際、健康にネガティブな結果が出たため、使用が禁止されました。そのほか携帯電話からの電磁波の脳に対する影響を指摘する論文も発表されています。

現代の病気はあらゆる意味で、「生活習慣病」というよりも、「生活環境病」という言葉のほうがむしろマッチするように思います。戦前なかった病気が戦後たくさん出てきたのは、戦後の経済成長とともに生活に便利な電子レンジや携帯電話などの技術の普及をはじめ、添加物など化合物が入った流通段階では安全といわれる食品が出てきたことが原因として考えられます。そんな食生活に問題があるからでしょう。

山田 遅延型食物アレルギー（※3）などもそうですね。

宗像 私はアレルギーがないので、いまこうやって生きていますが、そろそろお迎えがくるかもしれません（笑）。

山田 まだそんなことはないでしょう（笑）。

宗像 わりと目覚めもいいし、元気でいられるのは、食べ物を選んできたからだと思います。

山田　先生は、いつもマインドがニュートラルでいらっしゃいますよね。現代社会はまさに「生活環境病」であふれていると私は思います。私たち人間は取り巻く環境に蝕まれていますよね。

宗像　**病気を治すには、原因をしっかり追究しなければいけません。**なぜその病気になったのかという原因です。「病因論」というのですが、残念ながら日本の場合は、いまどのような症状が出ているかでなんの病気かを推定するので、まず症状を聞くことから始めます。

先にも述べましたが病気には、3つの症状が出るといわれています。「痛み」「熱」「炎症」です。まずはこの3つの症状を抑えることから治療は始まります。抑えているうちになんとか治っていくのでは、という考え方です。しかし症状を無理やり抑えると、本当の病気の原因を追究するのがおろそかになって、逆に病気を治せないのではないかと私は思っています。

山田　私は息子が熱を出しても、不必要に解熱剤を飲ませないことにしています。熱に打ち勝って自分の免疫力を高めて強くなっていくのだと思っているからです。マクロビオティックでいうと、頬が赤いときの熱は自然治癒力が高い証拠の熱といわれています。ゲッソリして水も飲めないようになって、顔が青くなったらお医者さんにかかったほうがよいといわれていますよね。

宗像　子どもの場合は、どんなに熱があっても元気で動き回っているときは大丈夫です。ぐったりすると危ないですね。顔が青いというのは血の流れが悪いということですから、それはしっかり受け止めないといけないと思います。

味覚を操作する危険な食

山田　先生のお話を聞いていますと、**「自分の身は自分で守る」**ということが必要だと感じます。近頃はそんな危機管理能力が著しく低下してしまっているような気がします。環境に支配されて自分のことを見失っている方が非常に多いと感じています。化学調味料や添加物の多用で味覚も操作されていて、万人がおいしいと感じるものはデパ地下やコンビニにある大量生産されたものになっています。

現代人はそういうもので味覚がおかしくなっていますよね。現在はどんな味でも作られてしまうので、**野菜をはじめ、「自然そのもののおいしさ」がわからなくなってきています。**たとえば遺伝子組み換えの飼料で育てられた動物を食べていることを認識したほうがいいですし、味覚がどんどん狂ってきて自己防衛能力もなくなってきているように思います。

宗像

私は68歳ですが、子どもの頃は有機農法で無農薬のものしかなかったのです。高校1年のときに東京オリンピック（1964年・昭和39年10月）があって、世界中から選手たちがやってきました。そのときに選手たちが食べたものは日本の食品だけだったと思います。日本で作られたものだけを食べた。すなわち安全で栄養価の高いものばかりでした。世界的に有名なオリンピック選手というのは、有機農法、無農薬のものしか食べないと聞きますが、2020年の東京オリンピックでは、日本のものだけで供給できるのでしょうか。日本の有機農法の食品は、食品全体の0・3％しかないといわれています。

我々の味覚も、間違った味覚となっているような気がします。私は、毎日有機農法で作られたにんじんジュースを飲んでいるのですが、飲んだときは身体が喜ぶのがすごくわかります。ところがハンバーガーを食べて「これはうまい」という感覚にはなりません。

あるナチュロパシック・ドクター（※4）の話ですが、ドイツのソーセージは人工的に作られたものはなく、全部発酵食品なのだそうです。しかし、日本のハムやソーセージは添加物が入っていたりと、本来の発酵ではなく人工的に作ったものなので食べてはいけないと言っていました。ハムやソーセージのパックの裏に「発色剤（亜硝酸Na）」と表示されていたら要注意です。亜硝酸Naは発ガン性物質になりうるからです。

我々は大切な命より経済性を優先するあまり、自然から隔絶されている世界にいます。それが戦後、さまざまな病気を生み出した原因になっているような気がします。

山田　私は発色剤が使われているハムやソーセージは絶対に買いません。お肉はしっかりとした専門店で買い、食品用の洗剤で洗ってから食べています。30代の私からすると60代の方は身体が強いと思います。あるタレントさんは、「オレたちは毒を食って生きてきた」などと冗談でおっしゃっています。いま30代、40代の方は化学的な製法によって自然に逆らって作られたものを食べてきたような気がします。それが人体にどれほどの影響があるかというデータは、まだできていないと思います。

玄米を食べれば"生きる力"が強まる

宗像　私たちの年代が亡くなる頃に結論が出るかもしれませんね。

山田　現在4歳の子どもを育てている母親としてはとても気がかりです。

宗像　よくカウンセリングで話すのは、野生の動物に病気はないということです。なぜかというと、**私たちの身体は細胞なので細胞を食べることで元気になるからです。**野生の動物はまず草を食べます。ゾウは毎日、自分の体重と同じくらいの量の草を食べています。キリンもそうです。キリンの血圧は260mmHg（ミリエイチジー）もありますが、高血圧ではありません。草しか食べていないので健康なのです。ゴリラもそうです。肉食動物が草食動物を食べる。それはつまり細胞が細胞を食べるから健康なのです。**人間は細胞を食べるという基本を忘れてしまっています。**

お米でいうと玄米は細胞です。白米は細胞ではありません。白米は栄養を全部取り除いています。日本人はそれをおいしいと思って食べているわけです。白米のほうがおいしいという感覚を植え付けられたのだと思います。私は白米は全然おいしいと思わないので玄米しか食べていません。玄米にはビタミンB_1、B_2、B_6、E、ニコチン酸、パントテン酸、コリン、プロビタミンC、カルシウム、リノール酸など、人体への有効成分が含まれています。よく噛んで食べることで胃腸の調子もよくなり、血液もきれいになるといわれます。

山田　私も玄米を食べているのでそう思います。玄米にはデトックス効果もあるといわれていますよね。

動物の血圧

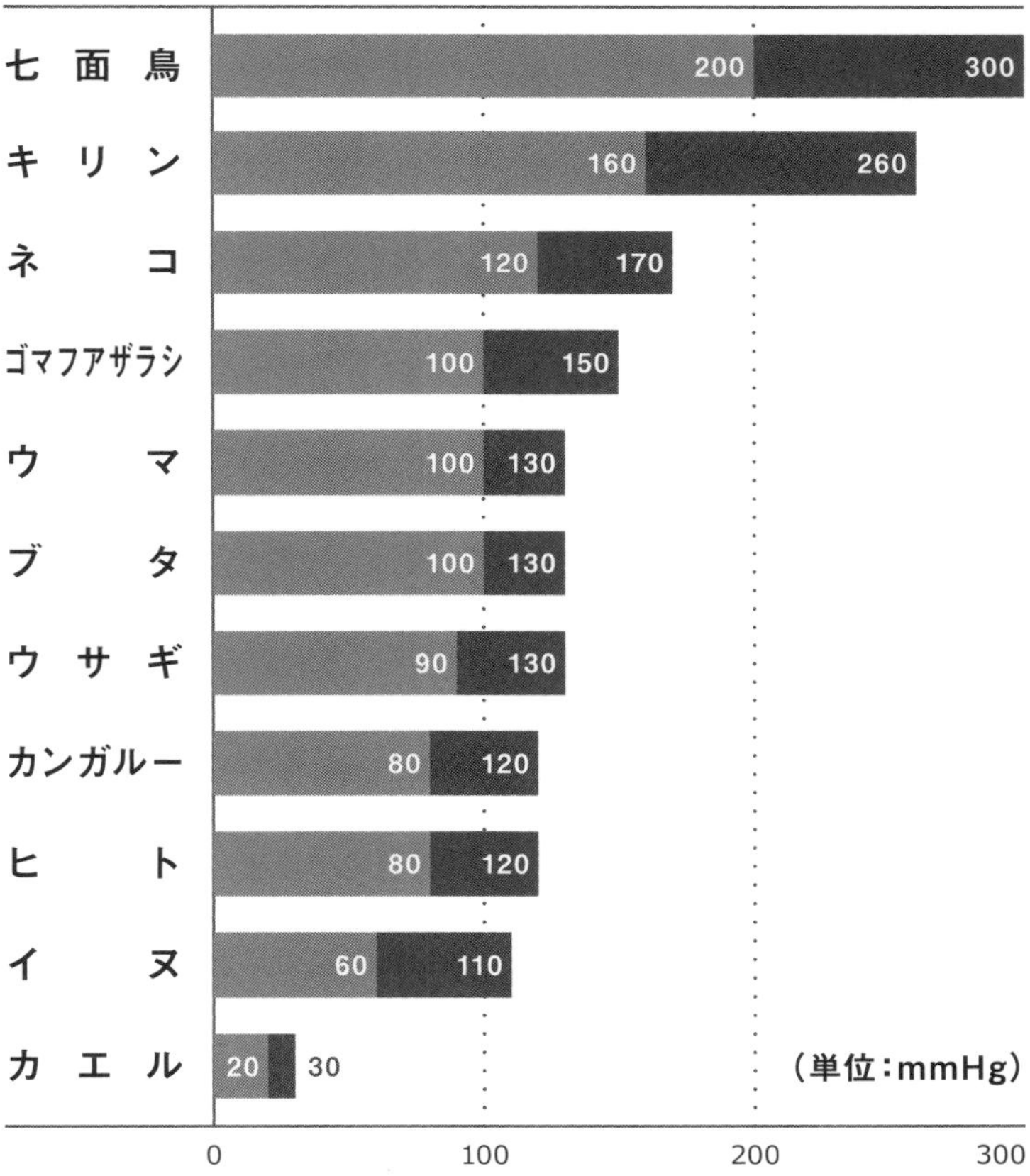

動物の血圧は心臓と脳までの距離、その生活スタイル（食生活も含め）によって大きく変化する。キリンはその首の長さのために、心臓から脳に血流を送る必要があり、非常に高血圧。ウマ、とくにサラブレッド（競走馬）の場合は、全力疾走すると、300まで跳ね上がる。
※上記の数値は基本的な平均値によるもの。

参考：松田 保『キリンの血圧はなぜ高い―血液学最前線』（小学館文庫）他より

宗像　玄米に含まれている食物繊維やフィチン酸には**食品添加物や農薬を体外に排出する働きがあります。**また、胚芽や表皮に含まれるフラボノイドには**活性酸素を取り除く力**があります。玄米を食べると生命力がみなぎり、抵抗力が増します。新陳代謝が活発になり、若々しくもなります。野生の動物から学ぶことは多くあります。私たち人間もすべて細胞ですから、たとえば右手がアルミでできていて、左手が鉄でできていることはありえません。男だけ例外で「ゴールド」でできている部分がありますが……。あっと、これは冗談です（笑）。

山田　出た出たお得意のギャグ（笑）。

宗像　とにかく**人間は細胞でできています。ですから細胞を食べるのがよいのです。**飛行機、車、スマホなどのテクノロジーは認めます。しかし、**食べ物だけは縄文時代に戻ったほうがよいのです。そうしないと日本人の生きる力が弱まると思います。**

冒頭にある山形県酒田市の女性がお米を五俵担いでいるむかしの写真がありますす。一俵が60kgですから300kgも担いでいるわけです。これは、どのくらい担げるかを試しているのであって実際に運んでいるわけではありません。むかしといっても80年ほど前の話です。つまり、私たちの祖父母の世代の方々はそれだけパワーがあったのです。**そのパワーの源というのが、食べ物だったわけです。**

人間にある60兆の細胞ひとつひとつが元気であることが重要なのです。食べようとしている食べ物が自分の細胞にとってよいのか悪いのかを考えることが大切です。しかし、残念ながら現在はそのような観点で考えることができない食生活になっています。現代の批判ばかり、これ以上言うとまずいですかね？

山田　どんどん言ってください（笑）。

宗像　いまのドクターたちは栄養学（※5）をやっていないというのが問題です。国民はドクターが栄養学をやっていないということを知らない。ドクターは全部わかったうえで治療法を提示していると患者さんは勝手に解釈しているのです。

山田　そうなんですか!?

宗像　医者は栄養学のことまでは知らないということを、みなさんは認識しなければなりません。医者にいろいろ質問すると、医者もよく知らないというのがわかります。一流の医者だったら自分の知らないことを指摘されても怒ったりはしません。「私は知りません」と、はっきり言います。怒るような医者には、「今日はお世話になりました。先生だけが頼りです」と心にもないことを言ってそのまま帰ってくればよいのです。

山田　私も診察券だけ作って帰ってきたことがありますよ。患者としては、どうしてもお医者さんの言いなりになってしまいがちです。

宗像　医者は神聖で「お医者様である」みたいな神話が作られてしまっているのです。

山田　態度が悪くてドクハラ……ドクターハラスメント（※6）してくる先生もいらっしゃいますよ。

宗像　まりやさんが相手だったら、できそうもないけど（笑）。

山田　患者の病気を診断しているお医者さんで「あなたはどうなの」というくらい

宗像　不健康そうな先生もいらっしゃいますし。

　みなさんが一番誤解しているのは医者は健康だと思っていることです。しかし、実際には多くの医者は健康学をやっていないし、栄養学もやっていません。血液検査の結果を見て健康な人の血液であるか、病気寸前であるかは見分けが付きません。

　私が一番気にするのは体温なんですけど、普通の医者は体温が35度くらいでも「低体温です」と言うだけで気にとめることはありません。しかし、低体温だということは、すべての細胞に力がなくて栄養が行き渡っていないから、熱が作れず、代謝が低い状態になっているということ。それでは問題があります。私たちはそういうことを知るべきです。

山田　私は平熱が36度3分で、37度に上げたいのですが、頑張ってもなかなか上がりません。

細胞の中の４つの成分が重要

宗像　私の『ガンは5年以内に日本から消える！』（経済界新書　小林英男氏との共著）にも書いていますが、細胞の中の主な成分はカリウム、リン、たんぱく質、マグネシウムの４つしかありません。

山田　これはかなりの専門の方しかわからないですよね。

宗像　いやいや、医学部1年で学ぶし、ちょっと見ればわかる。そして、図のように血液と海水……このふたつの成分元素は驚くほど似ていると言っていいのです。もちろん、血液中の白血球や赤血球が海水中にあるわけではないのですが、各種ミネラルに関しては、血液も海水も似たような割合で構成されているのがわかります。それもあり、過去には海水中の雑菌対策のために煮沸して消毒した海水を輸血に代用する研究もあったようです。現在でも輸血の代わりに「生理食塩水」（体液と浸透圧の等しい塩化ナトリウムの水溶液）を用いる場合があります。

さて、問題は細胞の中です。血液とは成分が全然違います。再度述べますが、細胞の中の主たるミネラルにはカリウム、リン、たんぱく質、マグネシウム、この4つしかありません。全部の細胞がそうです。私たち人間は細胞でできているのですから、それらを含む細胞を食べればよいという意味です。肉だろうが野菜だろうが、果物だろうが関係ありません。そこにはたんぱく質が入っています。だか

海水を3～4倍に薄めると血漿、細胞外液になる。

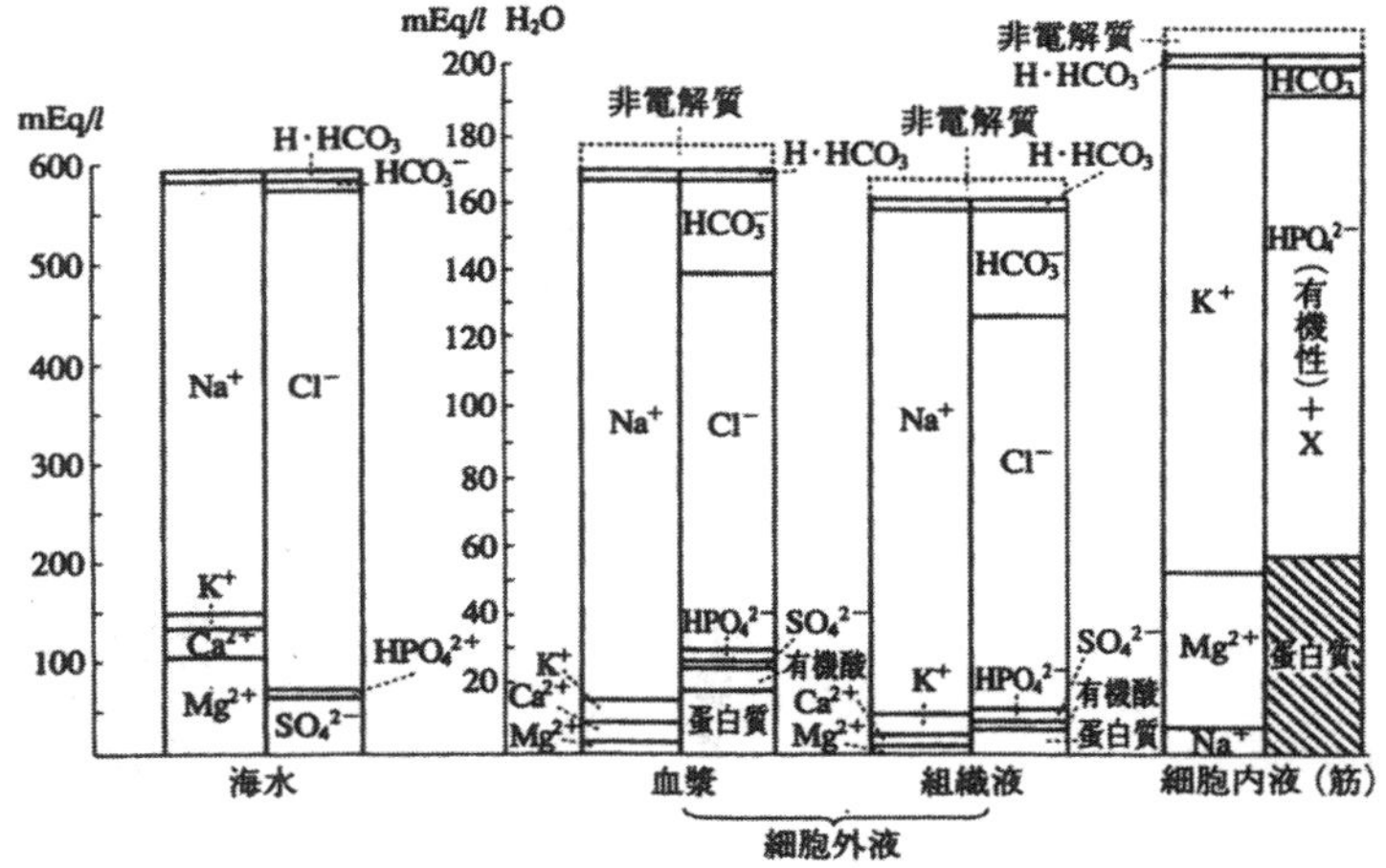

海水、血漿、組織液、細胞内駅の電解質濃度（mEq/ℓ）（Gamble, 1942）

ら、草しか食べないゾウでもあれほど大きな体になるのです。もちろん、量的には違いがあります。ですから**細胞を食べれば、カリウム、リン、たんぱく質、マグネシウムが入ってくるのです。**お米の場合、玄米にはこれらが入っているけど白米にはありません。

山田　私は初めて玄米を食べたときに、身体のすみずみまで玄米の細胞の栄養が行き渡っていくような、実際に身体が熱くなってエネルギーがみなぎるのを体感できたんですよね。それから玄米にしたんです。

カリウム、リン、たんぱく質、マグネシウムが満タンだと血液値が最高値になる

宗像　それは素晴らしいですね。もうひとつ重要なのは、細胞の中に十分なカリウム、リン、たんぱく質、マグネシウムがあるかどうかをどうやって判断するかです。どうやって判断すると思いますか？

■ 血液と海水の成分元素

血液

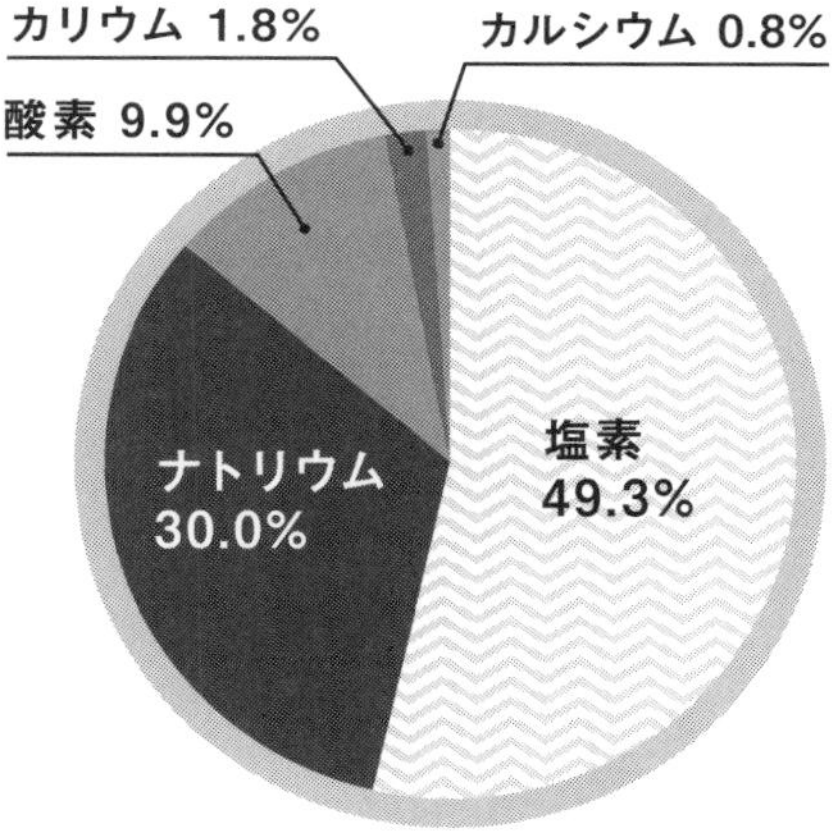

海水

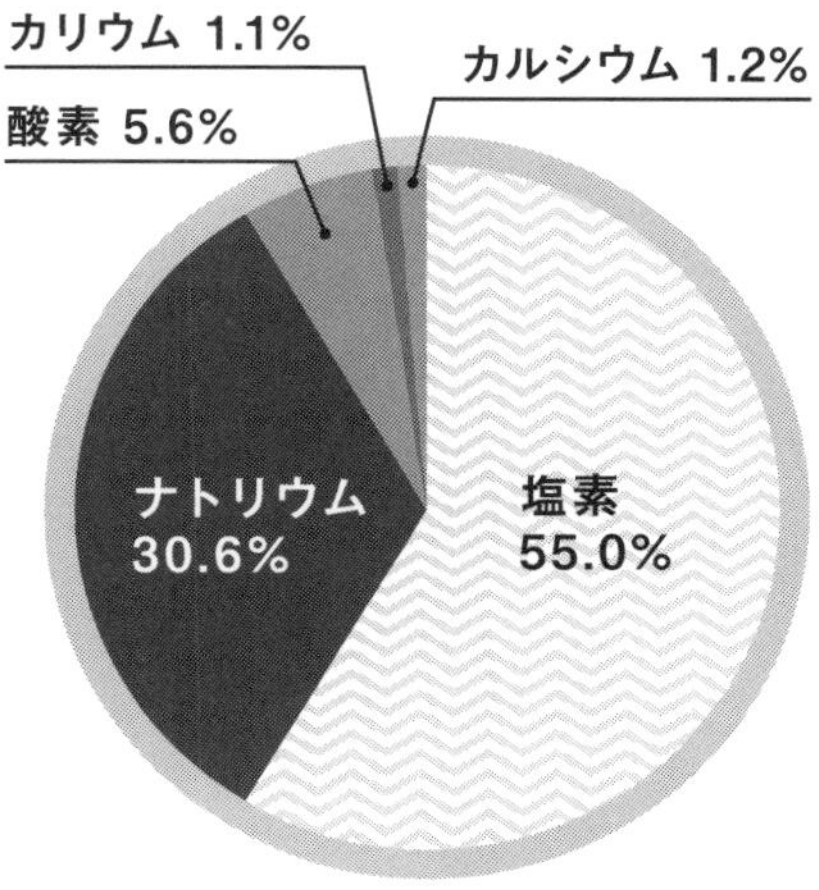

山田　どうやって？

宗像　細胞の中に注射器を入れるわけにもいかないですから、血液で診るのです。細胞のカリウム値は、血液のカリウム値に反映されています。血液は、1リットルあたり3・5mEq（メック）／ℓから5・1mEq／ℓといいます。同じようにたんぱく質は、血液のたんぱく質に反映されて、6・5mg／dℓから8・3mg／dℓ。この中間帯にみなさんはいるのです。まりやさんが血液検査をなさって、お医者さんから血液検査の結果が出ましたよと言われたとき、お医者さんにどのように聞きますか？

山田　「どうでしたか？」と聞きますが……。

宗像　普通はそうですね。それが間違いなのです。

山田　えぇーっ、間違いなんですか？

宗像　間違いです。たいていの医者は検査結果の数値が中間帯にあれば、「正常です」と言うんです。そう言われたらまりやさん、どう思いますか？

山田　ああ、よかったと思います。

宗像　でも、調子がおかしいから血液検査をやったわけでしょ。だから、中間帯にあれば正常という言い方はおかしい。細胞の中にカリウム、リン、たんぱく質、マグネシウムが満タンに入っていると、血液値は最低値になるか最高値になるかのどちらになると思いますか。

山田　最高値ですよね。

宗像　そうです。最高値です。最高値が健康体なんです。ガンはどっちでしょう？

山田　それよりも、もっと低いでしょうか？

宗像　**細胞を食べている人はもちろん血液値が最高値に近い。ところが、加工食品を食べれば食べるほど、最低値に近づきます。**

数値だけ見る医者は是か非か

宗像　先ほどの血液検査の話にも出しましたが、数値だけを見る医者は失格だと思います。そもそも数値の範囲はなぜあるのかわかりますか？

山田　いろいろな体型の人がいるからですか。痩せ型とか肥満とか、身長や体重の平均をとっているからですか。

宗像　私も医者になりたての頃、この意味がわかりませんでした。数値の範囲は、検査会社の従業員の20代から60代までの方で8時から18時まで普通に勤務する数百人の血液を並べた統計だそうです。

山田　そういう統計ですか。

宗像　彼らの共通項はなんでしょう。検査会社の従業員の共通項は？

山田　なんだろう？

宗像　「生きている」ということです。

山田　ええっ！　ただそれだけですか。

宗像　バリバリと元気で会社に来ている人もいれば、やっと来ている人もいる。でも、数値の間に入っていれば「生きている」ことになります。生きていることを医者は「正常です」と言っているに過ぎないのです。そんな医者を神様みたいに思っている人が多いですね。

山田　**細胞が栄養満点だったら病気は治る。**だから、**病気を治すにはなにが大切かというと、毎日きちんとした食事を摂る。**それが一番大切なんですね。カリウム、たんぱく質値が上限に張り付いた数値が目標なんです。
加工食品を食べると、マクロビ的には血液がアルカリ性から酸性に傾きます。梅干しはアルカリ性に傾きます。体臭も変わるんですよ。

宗像　医学上は動脈血というのは、pHが7・35から7・45なんです。つまり弱アルカリ性です。真ん中の7が中性。これより外に出ることも内に入ることもない。これを調整しているのが二酸化炭素なんですけど、アルカリ性食品を食べたり、酸性食品を食べたりすれば、どちらかに傾きますが、この数字からはみ出すことはないのです。

山田　私が推奨しているのは「エンジェイ中庸ライフ」なんです。マクロビと漢方、薬膳では陰陽が逆なので混乱しやすいのですが、陰陽をマクロビオティックの基準から簡単に説明しますと、身体を締めるものは陽性で、緩めるものは陰性、身体を温めるものは陽性で、冷やすものは陰性といったような分け方をします。

暑い季節には陰性の食べ物、寒い季節には陽性の食べ物が向くなど、陰陽のバランス、調和が大切という考え方です。表にある食と命のバランスシートには酸性、アルカリ性とありますよね。

極陰や極陽の食品は血液を酸性にし、陰陽のバランスの取れた中庸の食品は一般的に血液をアルカリ性にするとしています。単純にいうと酸性＝ドロドロ、アルカリ性＝サラサラだとわかりやすいでしょうか？　一般的にはサラサラのほうがよいと思われるかもしれませんが、例えば怪我をした際の止血で考えるとサラサラ過ぎるのもよくないという考えです。

マクロビオティック食事法を正しく実践しているとき、血液は弱アルカリ性の状態を自然に保つことができるとしています。穀類やほとんどの野菜類は、血液をアルカリ性にします。砂糖や肉類、そのほかの動物性食品、脂肪や油は、血液を酸性に傾けてしまいます。ミネラルは、ある場合には血液をアルカリ性に、ある場合には血液を酸性にし、血液のpH値を正常に保つ、緩衝作用に使われます。

■食と命のバランスシート

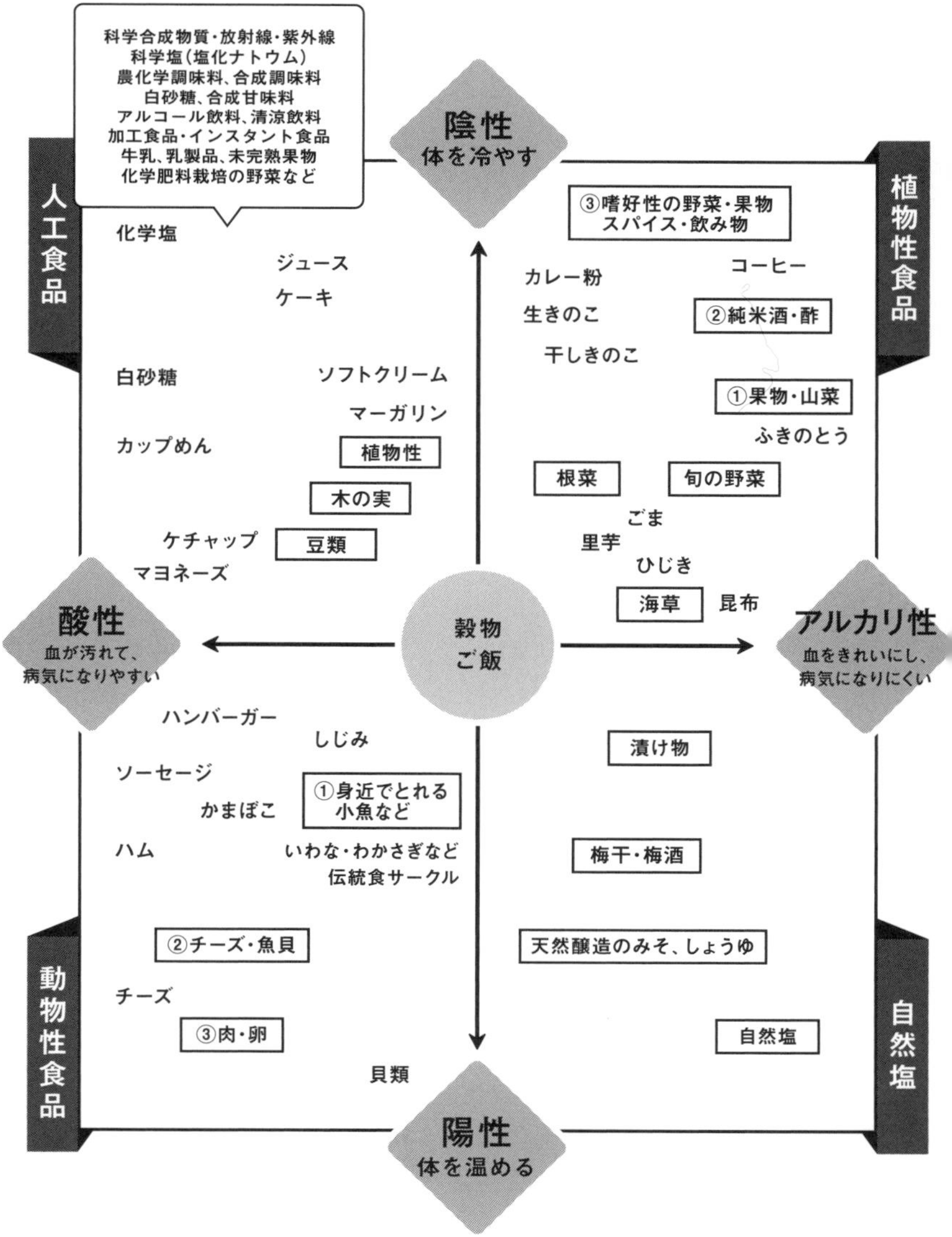

科学合成物質・放射線・紫外線
科学塩(塩化ナトウム)
農化学調味料、合成調味料
白砂糖、合成甘味料
アルコール飲料、清涼飲料
加工食品・インスタント食品
牛乳、乳製品、未完熟果物
化学肥料栽培の野菜など
陰性
体を冷やす
人工食品
植物性食品
動物性食品
自然塩
化学塩
ジュース
ケーキ
白砂糖
ソフトクリーム
マーガリン
カップめん
植物性
木の実
ケチャップ
豆類
マヨネーズ
③嗜好性の野菜・果物
スパイス・飲み物
カレー粉
コーヒー
生きのこ
②純米酒・酢
干しきのこ
①果物・山菜
ふきのとう
根菜
旬の野菜
ごま
里芋
ひじき
海草
昆布
酸性
血が汚れて、
病気になりやすい
穀物
ご飯
アルカリ性
血をきれいにし、
病気になりにくい
ハンバーガー
しじみ
ソーセージ
①身近でとれる
小魚など
かまぼこ
ハム
いわな・わかさぎなど
伝統食サークル
②チーズ・魚貝
チーズ
③肉・卵
貝類
漬け物
梅干・梅酒
天然醸造のみそ、しょうゆ
自然塩
陽性
体を温める

私は食事を摂る際に、つねにこのバランスシートを頭に思い描き、食後に中庸に戻すようにメンテナンスします。これが「エンジョイ中庸ライフ」です。行き過ぎてもきちんと戻る場所を知っているということは、自分で自分の身を守るうえでとても大事なことです。なにが起きても柔軟に対応、対処できるように心身ともにつねにニュートラル、中庸でいられることを目指しています。

宗像 なるほど。

山田 私の場合は食べ物を変えることで身体を中庸の状態にしたら、血液のつまりがなくなり、心のつまりも取れたと感じました。そうしたら、不思議とすべてがうまく流れ出したんです。単なる健康法としてではなく、生きること、自分の身に起こることすべてを楽しさに変える中庸の生き方はおすすめです。

そういえば、先生、私もいろいろ勉強した中で感動したのは、**すべての身体の細胞は、3ヶ月で生まれ変わること**なんです。長い人生の中でたった3ヶ月です。胃腸は5日、心臓は22日、皮膚は28日。筋肉と肝臓は60日、骨は90日。要するに3ヶ月で、ほとんど新しい細胞に生まれ変わって、新品になるのです。

だから、40代、60代、80代の方でも遅いということはないわけです。このように前向きに考えて自分の身体を**「デトックス・メンテナンス・パワーチャージ」**できるようになればよいと思っています。

「デトックス・メンテナンス・パワーチャージ」の極意

宗像 「デトックス・メンテナンス・パワーチャージ」というキーワードが出ましたが、デトックスの話を具体的にお聞かせください。

山田 **デトックスは水分を摂ること**ですね。私は琵琶茶を飲んでいます。琵琶の葉を煎じるだけで簡単です。市販でも売っています。ペットボトルで水出ししてもいいし、煮だしたり、急須で入れてもいいのです。あとは、デトックスでは「梅干しの黒焼き」ですね。納豆を食べるときにいつも入れています。耳かき1杯程度でも、身体の悪いものを全部出してくれるそうです。

宗像 「黒焼き」とはどういうものですか？ 自分で作れます？

山田　インターネットで調べると出てきますよ。パウダーで売っています。「炭」ですね。身体の不必要なものを吸着して全部出してくれる働きがあるんですよ。焼くことによって、炭になって出してくれるということです。それをいつも納豆に入れて食べています。

宗像　メンテナンスについてはどうしていますか？

山田　メンテナンスとしては、玄米酵素の「ハイ・ゲンキ」というのを摂っています。「スピルリナ」入りをベースに、「花粉」「霊芝」「グルカン」「ビフィズス」といった素材をプラスした商品があります。「スピルリナ」は、化学性物質や放射性物質を体内から出してくれるといわれていて、一番摂っています。もともとは玄米に麹菌を入れて発酵したものなんです。消化を促してくれます。私の場合、胃腸が極端に弱くなっていたので、ごはんを食べたあとに飲みます。お腹いっぱいになっているのに、なんでそんなに飲むんだとよくいわれるんですけど、30分後が楽だから飲んでいるんです。また、食事してから寝るまでに時間を空けないとダメです。寝ているとき、胃が重いままだったら、せっかくメンテナンスしてても、足を引っ張ることになる。だから**メンテナンスには消化・吸収を促してくれる玄米酵素を摂っている**んです。

宗像　ほかにもありますか？

山田　免疫力を上げたいというときには、「グルカン」と「花粉」を摂ります。「花粉」は花粉症の花粉ではなくて、ビーポーレン（ミツバチ花粉）というスーパーフードで免疫力を強化します。プロポリスみたいなものです。細胞を強めてくれるんです。「霊芝」は、キノコ系なので、お肉を食べたときにいいんです。お肉は陽性なので、それを中庸に近づけために摂るんです。ガンの人などは、よくアガリスクとかキノコ系を摂りますよね。それも中庸に近づけているわけです。陰陽のバランスを保ったり、免疫力を強化したりしてくれるんです。ただ、「霊芝」は、値段が高くてなかなか手が届きません。ですから、「スピルリナ」を基本的に摂っています。身体の調子が非常によくなります。

宗像　健康を得るためには自己投資が必要ですね。

山田　はい。嗜好品を買うならば身体によい食品やサプリにお金を使うほうがいいですね。「スピルリナ」は1日3回食事をする人だったら毎食後2袋でいいんですけど、私は午前は排出の大切な時間だと思っていて食べないことが多いので、1日2食だとすると、1食ごとに4袋ずつ摂っています。お腹に息子がいるときから摂っています。息子にも生まれてから46度以下のぬるま湯で溶いて豆乳で割って飲ませていて、最近ではそのまま食べています。だから息子は、1日1回は必ずうんちが出るし、多いときは、2回から3回出ます。息子は、生まれてこのかた便秘をしたことがありません。摂っているとなにがいいかというと、おしっこもうんちも、食べたものの臭いが出てくるですよ。だから、不要な物がもう出たな、という安心感があります。

宗像　パワーチャージについてもおうかがいします。

山田　パワーチャージは玄米・菜食の一番重要な点です。**私の家族のパワーチャージは無農薬玄米と無農薬雑穀と無農薬の小豆です。**それらをミネラルたっぷりの塩を入れて炊きます。夏場は30分、冬場は3時間から6時間浸水させます。そのあとまた、きれいに洗ってから4合に対して小さじ1杯弱の塩を入れて圧力鍋で炊くのです。これを食べると身体が喜び、力が湧いてくるのを感じます。

宗像　そうですか。私も参考にさせていただきます。

（※1）日野原重明
山口県出身。医師。1937年、京都帝国大学医学部卒業。1941年聖路加国際病院の内科医となる。2017年7月没。学校法人聖路加国際大学学長、聖路加国際病院名誉院長などを務めた。当初から予防医学の重要性を指摘。かつて「成人病」と呼ばれていた病気について「生活習慣病」という言葉を提言した。

（※2）筋萎縮性側索硬化症
極度の筋肉の萎縮と筋力低下を引き起こす神経変性疾患。略称をALSと呼び、運動ニューロン病のひとつとされる。病状の進行が速く、患者の半数ほどが発症後3～5年で呼吸筋麻痺により亡くなる病気。人工呼吸器などによる延命も可能であるが、治癒のための有効な手段は現在でも確立されていない。

（※3）遅延型食物アレルギー
いわゆる食物アレルギー（即時型）とは違い、その名の通り「遅れて発症する」食物アレルギーのこと。その症状は、一説には150種類以上と多く、発症しても重篤ではないことから、ほとんどのケースでは患者本人が「体調不良かも……」と思いがちで、似たような症状の病名に誤診されることが多い。

（※4）ナチュロパシック・ドクター（ND）
自然療法医師とも呼ばれ、代替医療と伝統医療を融合し、病気の改善だけでなく健康回復と促進をサポートに重点をおいた包括的な医療を行う医師のこと。栄養学やハーブ、アロマテラピーやヨガ、鍼灸、アーユルベーダ（伝統的インド医学）の知識などを活用し、患者の健康増進をサポートする専門家を指す。

（※5）栄養学
炭水化物、たんぱく質、脂質、ビタミン、ミネラルを指して「五大栄養素」と呼ぶが、食事や食品、その成分である栄養素が人間などの生物の身体の中でどのように利用され、影響しているかを研究する学問。当初は、食品の栄養成分の分析や、食べるべき量やタイミングなどが研究対象だった。

（※6）ドクターハラスメント
医師による患者への嫌がらせを指す言葉。「ドクハラ」ともいう。帝京大学出身の外科医・土屋繁裕氏が最初に使用しはじめた言葉とされる。医師だけにとどまらず、看護師を含む患者に対する暴言、行動、態度なども含むすべての行為を指す。ドクハラを受けた患者は、心的外傷後ストレス症候群（ＰＴＳＤ）になる場合もある。ガン治療などの過程で、レントゲンやカルテ開示に応じない「医者側のデータの出し惜しみ」もドクハラのひとつ。

山田まりやがすすめるエンジョイ中庸ライフ3ヶ条

第1条	**デトックス**	**水分を摂る。** 「琵琶茶」を飲む。 ガブガブと飲むのではなく1日かけてチビチビと細胞に行き渡るイメージを持って飲む。 **「梅干しの黒焼き」を食べる。** 耳かき1杯ほどを納豆や味噌汁などに入れる。 **梅肉エキスを舐める。** 寝る前に小さじ1杯ほどでよい。酸っぱさが苦手な人は白湯で溶いて飲む。
第2条	**メンテナンス**	**梅醤番茶を飲む。** 起床後に内蔵を温め身体を起こすように飲む。 **玄米酵素を摂る。** 「ハイ・ゲンキ」を1日2食の場合は1食ごとに4袋。
第3条	**パワーチャージ**	ミネラルたっぷりの塩を入れて炊いた **無農薬玄米、無農薬雑穀、無農薬の小豆を食べる。**

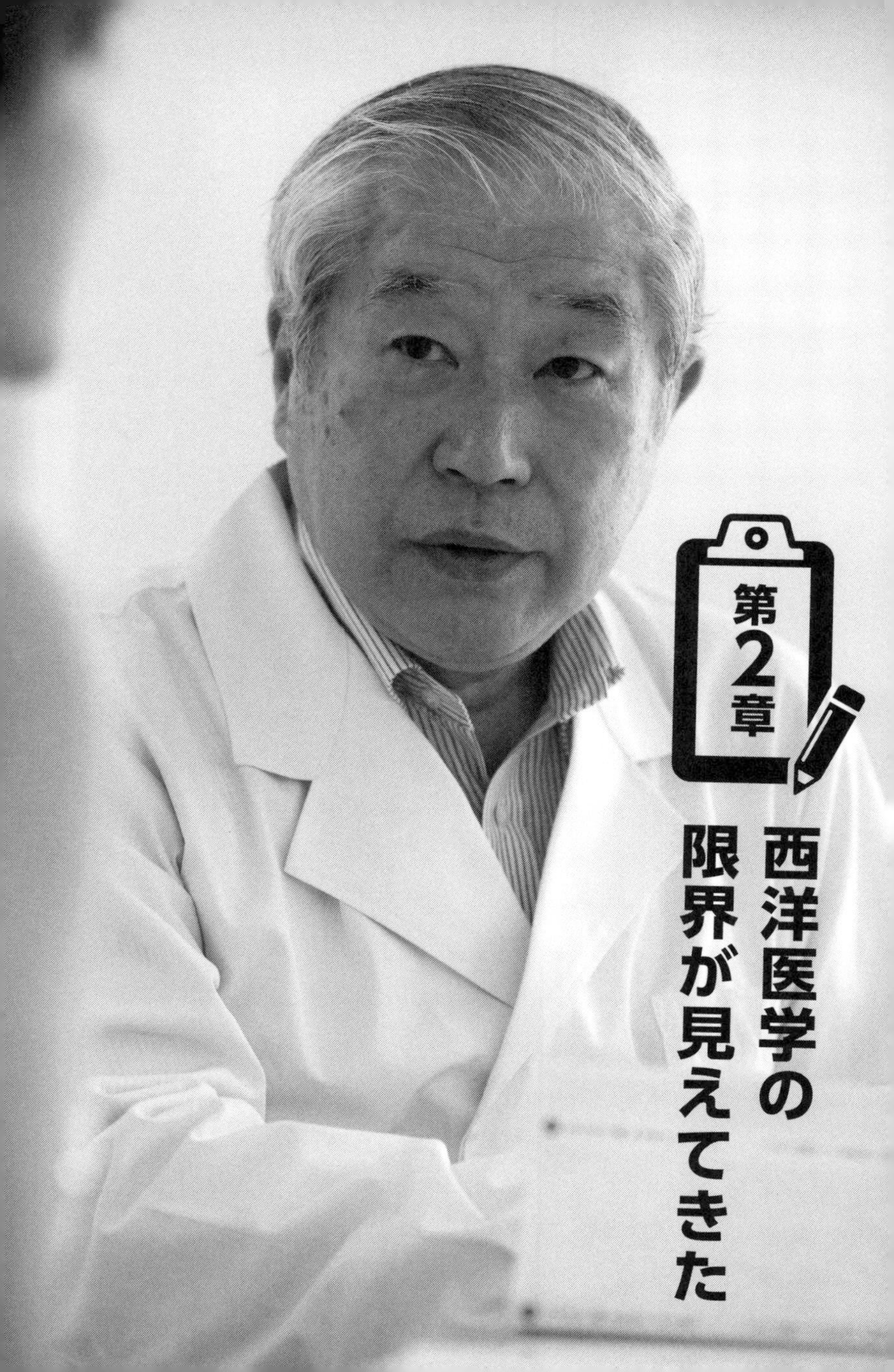

第2章 西洋医学の限界が見えてきた

サイエンスなき現代医療の現場

宗像 先ほどの話ですけど、俵を五俵担げる女性が本当の日本女性、本来の日本人だったはずです。一俵も担げない人は、格好だけ日本人。かこう（加工）食品の食い過ぎで、かっこう（格好）日本人。

山田 先生またまた（笑）。お話をうかがっていますと日本の現代医学がいまの病気の多様性に対応しきれていないという気がします。現代医学の基礎は基本的に西洋からきていると思いますが、西洋医学の限界というか、問題点について教えてください。

宗像 西洋医学は、森鷗外をはじめとする先人がドイツに留学するなどして日本に伝えられました。しかし、日本に入ってきた西洋医学は大御所がある一定の理論を打ち立てると、１００年くらい修正不能になってしまいます。

たとえば、脚気《かっけ》（※１）という病気があります。ドイツ留学をした森鷗外が日本に持ち帰った「脚気は脚気菌が引き起こす」というドイツ由来の考え方がありました。しかし、ビタミン不足が本当の原因だとわかるまでかなりの時間がかかったのです。要するに大御所の意見には、なかなか反論できないというところがあったからです。サイエンスというのは検証がすべてで理論を覆すために検証をするのですが、いまの医学は理論と前提ばかりで検証がありません。**「ガンは治せない」「ガンになると死ぬものである」という大御所的な前提**が先に立ってしまって、**治せるという検証がされていません。**現代の医学は科学的ではないということを知らなくてはいけないと思います。

私も大きな病院に勤めたことがあるのですが、製薬会社の営業の方が取っ替え引っ替え薬を持ってきました。ですが農家の方が病院食として患者さんに食べさせてくださいと野菜を持ってきたことは1回もなかった。

アメリカの医学を60年間追ったユースタス・マリンズというジャーナリストがいます。彼の著作『医療殺戮』（ともはつよし社）では、現代医療と企業の癒着を指摘しています。難しい話ではありますが、医薬品やワクチンなどの薬害によりこれまでも日本でも数多くの死亡者、被害者が出ているといえば私が遠回しに言っている意味がわかるでしょう。

本来、薬害などの問題が指摘されれば、「この問題は本当なのだろうか？」と、調べることが大事なのですが、患者の方もマスコミも、こと大きな医療機関や製薬会社が関わっている場合は医者のやっていることを認めてしまいがちです。これは正直、正しくない話です。

ガン治療の話でいうなら昨年ガン患者の40万人が亡くなりました。一昨年は37万人です。37万人というと、群馬県高崎市の人口に値する数が亡くなっていることになります。私の考えになりますが、この事態は「ガンは恐ろしい病気だ」ではなく、これは間違った治療が原因で亡くなっている人数だとしかいいようがない。

もし「ガンは3ヶ月で治る」という説が出てきたらどうなるのでしょう？本来なら、「その学説は本当だろうか？」と検証するのがサイエンスの本質です。しかし多くの場合、既存の考え方を覆すような新説は「なにを言っているんだ」と検証どころか相手にすらされないことが多いのが現実です。

私はいままでのやり方を続けることは、サイエンスとはいいがたいと思っています。そのやり方で多くの患者さんが亡くなってきたのに、それは間違った治療法のせいじゃないかという検証がされていないからです。

いつまでたっても「放射線療法」「抗ガン剤」「手術」の3つの治療が主で、これらが正しいかどうかは吟味されていない。そもそもここがおかしいですよね。**「医者は間違いを起こさない」という幻想がまかり通っています。**西洋、アメリカ医学を無批判で受け入れてしまったことが発端だと思います。患者が**自己責任と自己管理の能力をもっと高めるべきですね。**

国や医者がすすめてもやらない勇気を持つ

山田　マスコミも芸能界の不倫ネタより、そんな問題を掘り下げてほしいですね。

宗像　そうです。芸能人やスポーツ選手が麻薬をやっているとか、そんな話題ばかり追っかけていますね。

山田　子宮頸ガンワクチンも国が検診や治療を推奨していたのに、フタを開けてみたら後遺症が残っている。実際に、私の友人で後遺症が出ている人がいるので、確実に悪いと思っています。ただ、人によっては症状が出ない人もいるから、こればっかりはなんとも言えません。

私が言いたいのは、**国が推奨しても、新しいものには手を付けないほうがいい**ということです。たとえば、私はレーシックの手術をやっていますが、手術が行われるようになって、随分あとからやりました。10年~15年たってからです。子宮頸ガンワクチンの後遺症については、人によって症状も違うし、自分も被害者じゃないから、こればっかりは自分の意見だというのは難しいけど、その一例として怖い話だと思います。

宗像　友人の方はどういう後遺症が出ましたか?

山田　すごい熱が出ましたね。薬剤師を目指して頑張って来た友人なんですけど、受験にも行けなくて、大事な3ヶ月間、家を出られなくて無気力になってしまいました。インフルエンザの予防接種のワクチンも化学的なものから作られて

宗像　いますから、体内に入ってどうなるかわかりませんよ。

山田　つらいですよね。実際、発症している人の写真や動画を見ると、ひどいですね。

宗像　ワクチンと後遺症から話が変わりますが自然の薬草も毒になるときがありますね。

山田　ぜんまいやわらびなどの山菜も食べ過ぎると気持ちが悪くなりますね。

宗像　なんでも適量じゃないとおかしくなってきますよね。自然派の化粧品やシャンプーで有名なメーカーがあるんですが、私の髪には合わなかったし、私の友人も髪がギシギシになってしまったそうです。だから、自然のものでも人によって合う、合わないがあるわけです。**これを使っているから大丈夫だと、依存し過ぎはよくないですね。**

山田　なんでも「絶対」というのはありえない。**自分に合うか合わないかも考えないとダメだということですね。**

宗像　うちの息子は、特にアレルギーはないんですけど、手に市販の除菌のジェルをつけたら、真っ赤なやけどみたいになって腫れたんですよ。私は、菌を殺す行為というのは、自分の力以外を使うことで、免疫力が弱ると思っているから、ジェルとかは極力使わないいんですが、友だちのお家に行ったときに初めてつけたんです。アルコールのアレルギー拒否反応が原因だと思って、将来は息子とお酒飲めないのかなと落胆していたんですが、その後、皮膚科に行ってアルコールのパッチテストをしたら、まったく反応しないいんですよ。ジェルの化学的な物質に反応したんですね。皮膚科の先生は、どんな化学物質に反応したかを調べるとなると、すごく手間暇がかかるとおっしゃっていました。それからは、幼稚園やほかの人に預けるときは、ジェルを使わないようにお願いしてあります。石鹸をはじめ、家ではすべての洗剤を市販で大量生産されているものは使っていません。

医者が患者を救えていない現実

宗像　正直言って**「医者が患者を救えていない」というのが私の持論**です。交通事故とかケガとか外科的なものは認めます。しかし、慢性病、糖尿病外来に20年通っているというのはおかしくないですか？　20年通って治らない。それをおかしいと思わないほうがおかしいですよね。

山田　そうですね。そう思います。

宗像　私はひとりの患者さんの診察に3時間かけるんです。3時間かけないと本当に簡単に治るガンも治らない治療を患者さんは選んでしまうから。抗ガン剤という毒薬、劇薬を入れられて、放射線という大やけど負わされて、あとは手術させられて、結局亡くなっていく。80歳、90歳のおじいちゃん、おばあちゃんが亡くなっていくのではありません。30歳、40歳、50歳代のいまの日本を背負っている生産年齢人口が死んでいくのです。このような現状があって、なぜそうなのかというところを掘り下げていくと、非常に怖い世界です。ここで言っていいのかどうか。

山田　いま言わなきゃ、いつ言うんですか。

宗像　一番高い抗ガン剤の値段は驚くことに1グラム3億3千万円です。1グラム

山田　は一円玉の重さです。誰がこんな値段を付けますか。ちょっとおかしいでしょ。

宗像　私たちにはわからない、わからせたくない問題があるのでしょうね。儲かるレベルが違うのです。抗ガン剤、放射線、そして手術をして、最後は治療方法がなくなってホスピスに行かされる。抗ガン剤をたっぷり入れました。放射線もかけました。手術もしました。もうダメです。あと3ヶ月か半年であなたは死にます。最後はホスピスに入ってすることは痛み止めだけ。あとはなにもしません。

山田　覚せい剤に近いですね。

宗像　知り合いのある方がホスピスに入って最後は亡くなったんですけど、「ホスピスは天国だ」って言ってました。「どうして」と聞いたら、たいがいのことは許してもらえると言うんです。

山田　どういうことですか。

宗像　ホスピスでは、この人はもうすぐ亡くなるから、なんでも許してくれるというのです。たばこを吸ってもお酒を飲んでも、なにをしても許される。そして、

山田　ホスピスで処方される痛み止めはモルヒネ(※2)です。モルヒネはご存知ですか？

宗像　戦争のときなどに使ったものですよね。

山田　そうです。痛み止めね。撃たれたときなど一時的に使って痛みを和らげる薬ですよ。これをガン患者に使うのです。

宗像　麻薬ですね。

山田　しかも強烈な麻薬です。日本国中で使っているものです。患者さんはそんな劇薬も平気で身体に入れてくださいと言っている。お猿さんでも、直感的に危ない薬だとわかれば噛み付くところです。しかし、白衣を着ているお医者さんがしてくれることなら、なんでも入れてくださいと言ってしまう。

宗像　そうなんです。白衣には逆らえません。

山田　結核(※3)やマラリア患者にまずガン患者はいません。いてもほんの少数でしょうね。戦前、ガンは少なかったのですから。**体温を上げるとガンは治ります。**結核患者は37度5分から38度くらいの微熱があります。35度台のガン患者が1度体温を上げれば治るんです。**ガン細胞は低体温のときに増える。**体温を上げてやれば増えない。温泉に行って体を温めるだけで治ってきます。

身体を冷やしてはいけない

山田 息子には、冷蔵庫から出してすぐの冷たいものを飲ませないようにしています。なんでも氷を入れて子どもに飲ませているお母さんにはびっくりします。冷蔵庫から出したままの冷たい牛乳もそのまま飲ませている。私は絶対にしません。冷たいものを買うときは、氷なしにしてもらうし、常温に戻して飲むようにします。基本的に豆乳は一度火を入れたほうがいいんです。暑い日や自分の身体が熱いときだったら多少冷たくてもかまいません。でも、朝起きたばかりで、冷えた牛乳をすぐ飲むというのはよくないですね。

また、朝は必ず梅醤番茶を飲みます。梅醤番茶を飲むと内臓からじんわりと温まってくるんです。また、琵琶の葉茶を入れた水筒を持ち歩いています。これは殺菌力が高いので、風邪予防になったり、免疫効果も上がります。息子の幼稚園の水筒にも琵琶の葉茶を入れて持たせています。夏になると、キンキンに冷えた水を子どもに持たせているお母さんもいますが、**常温の水で十分**だと思います。それと、いま私が気になっているのは、若い女の子たちが足首を出しているファッションが当たり前になっていることです。

宗像　おへそも出してる。

山田　そう、おへそを出している女の子もいますね。

宗像　あれは非常に心配。細いところは一番冷えます。首とか肩が冷えると体温が発散してしまう。

山田　**私は防寒グッズを持ち歩いています。**ショート丈のレッグウォーマー、ストール、腹巻き、靴下など。サンダルを履いても靴下も持ち歩いています。へそ出しは、ファッションとしてはやりますけど、お店に入ったときや乗り物の中はエアコンが効いているから腹巻きをしています。ストールを1枚持っているといいと思います。それだけで、全然違いますよ。もちろんカーディガン1

枚でもあれば違います。

宗像 食べ物で身体が冷えることもありますよね。

山田 食事で冷えることもありますね。江戸時代の日本の食事には、デザートなんてかつてはなかったんです。しかし、いまはどんな和食屋さんでもアメリカナイズされて、果物などが出てきます。あれは消化の妨げになるんですよ。息子のお弁当には、玄米のおにぎりをふたつ入れて、デザートは入れていません。消化がスムーズになれば、血流がよくなって、自然と身体は温かくなるんです。余計なものは入れないほうがいいんですね。

あと、夏野菜は体を冷やしますが、冷えが気になる方はラタトゥイユなど、一度火を入れるものならいいんです。日本の気候では、朝からアサイーボウルやスムージーを食べるのもよくないと思います。スムージーは、お店で飲む場合は氷を入れるし、アサイーボウルは、生のものではなくて、冷凍のものを前日から解凍しておいて、朝に盛り付けるからです。南国のフルーツとかバナナも身体から熱を奪うものです。バナナは栄養はありますが、朝一番で食べる必要はないと思います。

お酒を飲んで帰ってきても、寝る前には、白湯を飲みます。また梅肉エキスを摂っています。これは血液がサラサラになります。

身体は使わないと熱を発しないので温めたほうがよいのです。トイレに行ったついでに骨盤を回す腰回し体操をしています。上半身を動かさないで、腰だけ動かすのです。トイレで1分やるだけで血流がよくなります。ほかには、ジャンプしたり足のゆびのグーパー体操なども。ジャンプは完全に飛ばなくても、少しだけ身体が上がる程度でいいのです。

宗像　ロシアには平熱が38度くらいの方がよくいらっしゃるんですよ。

山田　皮膚の構造が全然違うんですすよね。

宗像　体温が高いから、彼らは氷が張っている水の中に入っても大丈夫なのです。サウナに入ったあと冷たい水の中に入るような感覚で氷水の中に入ることができる人もいます。

山田　最近、化学繊維でできた下着やパット付きのキャミソールを着ている人が多いですが、私の場合はびっしょり汗が出たんですよ。汗は体温を調節するために出るのに、化学の力を借りて勝手に体温を下げられたり、上げられたりすると自分で温度調節できない身体になったみたいで、体調を壊しました。自分で温度調節ができなくなったんです。無農薬の土壌で栽培した綿で作っている服のほうがいいです。綿１００％で自分の身体に任せたほうが絶対にいいと思います。**化学繊維で身体が冷えている人は多いと思います。**キャミソールが怖いのは、胃のあたりから、内臓、そして子宮まで大切な所をすべて冷やしてしまうからです。化学繊維は、運動するときに着たり、テニスプレイヤーの錦織圭さんくらい汗をかくんだったらいいんですよ。日常生活で、サラリーマンの方などが電車の中の冷房で冷えたりすると、汗がへんな臭いになっているのに気が付きませんか。意外と本人は、臭いに気付かない人が多いんですよ。ついでに言うと、香水や化学的な臭いもよくないです。洗剤とシャンプーもそうです。柔軟剤も臭いがついてきます。香りがミックスされて、逆に気持ち悪い臭いを放っている人がたくさんいるのに、麻痺してしまって、わからなくなっています。赤ちゃん独特の臭いはいいものですが、そこに余計な香りをプンプンさせているお母さんとすれ違うと、子どもがおいしく食事できなくなるのではないかと心配です。臭いや香りも食事とつながっているのです。

大工の棟梁に学ぶ医者対策

宗像 いまの医学の問題は、慢性病に関しては「治せない医学」であるということです。

山田 どういうことですか?

宗像 知人の医師から聞いた話ですが、15年前に大工の棟梁ががんセンターへ入院してきました。ガンは転移していたので、がんセンターの先生は抗ガン剤を使わないと治るかどうかわからないと言ったそうです。それを聞いてその棟梁はなんと言ったか。

「先生、治るかどうかわからないと言うなら失礼するよ。日本は広いからひとりくらいは治すと言う医者がいるかもしれない。その医者を探すよ。医者は、病気を治しても治さなくても金をもらえるのかい。オレたち大工は雨漏りを直してくれと言われて、自分の手に負えなかったら他の大工を当たってくれと言うんだ。もし引き受けたら、完璧に直す。直して金もらう。それが大工の誇りだ」。こういった仕事のスタイルは請負といいますね。**医者は請負じゃないんです。医者はアーティストみたいなものです。ベストを尽くせばよいのです。**たとえ間違った治療をしても患者さんはわからない。ピアニストがキーをひとつ間違っても聴衆にはほとんどわからないのと一緒なのです。

「ベストを尽くしました」と、医者に言われてしまうと患者さんもご家族もなにもできません。西洋医学に限界があることを人々は知らない。**医学のことを知ろうとしないで、すべて医者に任せてしまうのはよくないと思います。**私に言わせると、**「知ろうとしないのが素人」**だ（笑）。

山田　患者自身が病気に対しての知識を深く持ち、興味を持って対応していくことは本当に大切ですね。

宗像 患者さんには、自分の病気に対してどんどん勉強して、どんなことでも「質問しなさい」と言いたいですね。**自分の命に関わることは、もっと勉強してほしいのです。いまの医者は治せません。治らないことをやってるから治せない**のです。

山田 わざとですか⁉

宗像 わざとじゃない。わざとじゃないから問題なんです。本当の治療方法をわからなくてやっている。ベストは尽くしているけど、治療法だといわれていることだけをやっている。体温が重要なこともわかっていない。ブドウ糖は厳禁であることを知らない。それが問題なのです。

（※1）脚気

脚気はビタミン欠乏症の一種である。ビタミンB_1（チアミン）の欠乏によって、症状としては心不全と末梢神経障害が起きる。足のむくみや、神経障害からくる下半身のしびれから「脚気」と呼ばれる。江戸時代、元禄年間には全国で大流行し、「江戸患い」とも呼ばれた。これは、地方の武士が江戸勤務の際に、主食が白米となり、それからくるビタミン不足で脚気にかかる例が増えたためである。

（※2）モルヒネ

ケシを原料とする、アヘンから抽出される強力な鎮痛剤の一種。日本国内でも、ガン性疼痛に用いられる。重要な医薬品なのだが、処方ができるのは麻薬管理番号をもっている医師のみ。

（※3）結核

主に結核菌により引き起こされる感染症のこと。日本では、明治初期まで肺結核は労咳と呼ばれていた。現在でも、多くの人がかかる病気で、風邪と勘違いして市販薬で治そうとして重篤な症状になる人も少なくない。日本国内における結核患者の死亡率は昭和25年では第1位。世界的には、2012年のWHO発表によると、結核はHIVに続き、世界で2番目に死亡者数が多い病気と伝えられている。

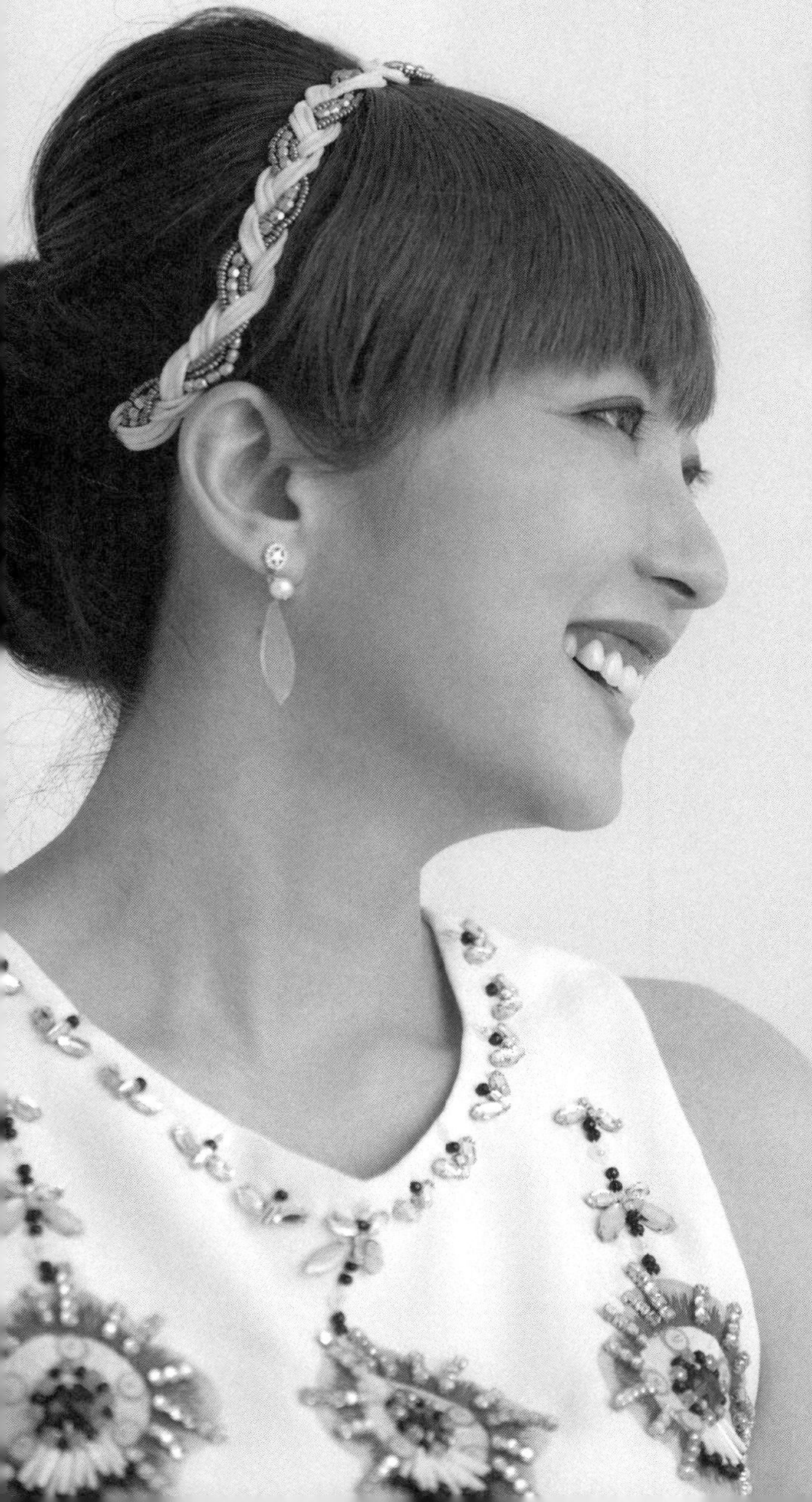

第3章

毎日の食事の摂り方・補い方

医者に頼らず食の知識を持つこと

山田　『食事を変えたら、未来が変わった！』（キラジェンヌ）という本を出していることもあって、食べる物によって、自分自身の細胞を変えてきたという実感があります。また、自分の身体と我が子の命は自分で守るという認識を強く持っています。

助産院の先生から、「うちで出産するからには、マクロビオティックに徹してもらいます」と言われて、再び一から勉強して出産に臨みました。助産院では、促進剤などの医療処置はまったく行われないわけですから、出産前の食事によって陣痛がスムーズになるようにするわけです。妊娠中は冷える、緩む作用のある白砂糖を食べないようにしたり、甘い果物を食べないようにしたりし

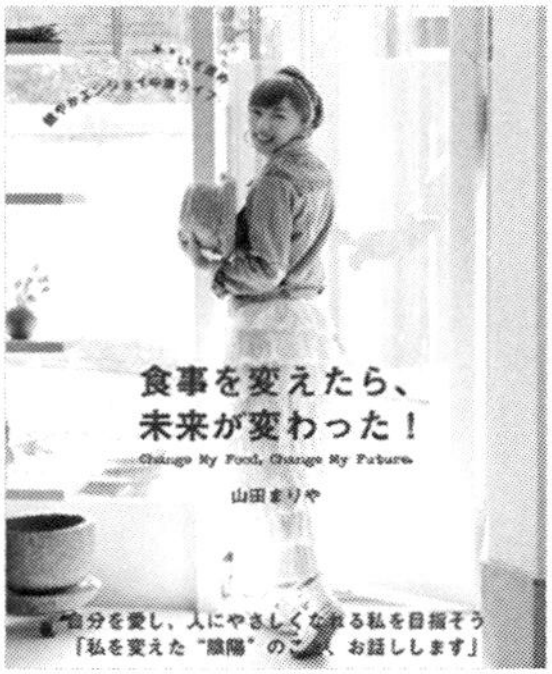

「食事を変えたら、未来が変わった！」
（山田まりや著、キラジェンヌ刊）

ました。そのような経緯があって、18人の大切な方々に見守られてのスーパー安全な出産ができました。出血の量も少なく、とてもきれいなお産だったといわれました。赤ちゃんが羊膜に包まれたまま産道を通り、最後まで破水しないで生まれて来ると、赤ちゃんにとっても一番ストレスがないそうで、そういう赤ちゃんのことを「ラッキーベイビー」というんです。まさに息子がそうでした。

宗像　まりやさんは、生命と健康に対する意識が高いですね。

山田　生まれて次の日からは、母乳がたくさん出て、双子用のメデラという搾乳機で吸い取っていました。保育園に預けるときも、母乳を冷凍して預けられるくらいたくさん出ました。息子には予防接種をさせなかったにもかかわらず、病気にもならずに過ごせました。それがいまの自信につながっています。しかし、西洋医学を否定しているわけではありません。最初は原因不明で取ることになった盲腸を手術してくれた先生もいい方で、その先生の意見も聞きつつ、食養も知識として大切だと思っています。

宗像　自力でしかもできるだけ自然の物で治そうとすると、まりやさん自身が相当な勉強をしなくてはいけなかったでしょうね。

山田　**すべてをお医者さんに頼るのではなく、まずは自分が知識を得て、そして、自分の子どもに活かしてあげたいと思います。知識を持っているだけでも、母親としての自信につながります。**たとえば、赤いほっぺは「自分の熱で菌に打ち勝って免疫力を上げようとしているんだよ」と子どもに説明できれば、子どもも安心するわけです。親が不安な顔をするより、しっかりと説明すれば、子どもにも伝わります。

自分自身の幼少期は、家庭がごちゃごちゃしていて、心が帰ることができる家庭ではなかったので、自分の子どもには安心な家庭にしてあげたい。家にいるときは、「デトックス・メンテナンス・パワーチャージ」をさせてあげたい。そんなよい循環の家庭を目指しています。そのために、マクロビや漢方、薬膳の資格を取って、これらは相反するものなんですけど、必要なものを取捨選択しながら、いいとこ取りをしています。そういう面では、統合医療（※2）と似ていると思います。だからこそ、統合医療の専門医である宗像先生にお話を聞きたかったのです。

宗像 私への期待が大きいですね。まりやさんの顔がだんだん大工の棟梁に見えてきました。「ガンを治せないのなら失礼するよ」と言った……（笑）。ところで砂糖や果物についてはどういう考えですか？

白砂糖と"ほどよい"関係を作るには

山田 砂糖、特に白砂糖はマクロビオティック的には「錆びさせる、緩ませる、冷えさせる」といって、妊娠出産においてもよくありません。マクロビ的にいうと陣痛のメカニズムというのは、広がる力が陰性で、縮む力が陽性なんです。これがスムーズに行われることによって、赤ちゃんが出る合図を促してくれるんですけど、出産前にお肉を食べ過ぎたりしていると、締まる作用が強いのでなかなか子宮口が開かないのです。逆に砂糖は緩む作用を強くします。出血が多いというのは、緩む作用が強いので止血しにくくなってしまうんです。砂糖は、疲れたときや、やる気を出したいときに血糖値を上げるために摂ったり、自分に対するご褒美で摂ったりすることがあると思うんですが、心理的にいうと自分を甘やかしたい、ということの表れともいわれます。**白砂糖は心のガソリンにもなり得るんですが、量を間違えてしまうと、弊害が多いわけです。**

宗像 まりやさんは本当によく勉強していて感心しています。

山田 砂糖は興奮材料となって、ドーンと血糖値が上がるけど、あとはドーンと下がる。それを繰り返していると将来的にうつ病になりやすい。私も若いとき、どちらかというと感情の起伏が激しくて切れやすく、自分に余裕がなくて人に冷たくしてしまったり不機嫌な態度が続いたりしたことがありました。それは忙しさのせいだと思っていたんですけど、そうではなくて、甘いものを多く摂っていた結果だったんです。自分の神経がつねに興奮状態で、身体がなんとか鎮めようと思って下げる、それの繰り返しだから、自分の中で感情のコントロールができなくなってくるわけです。

たとえば、うちの息子は感情を表に出すこともあるんですけど、それは成長過程で人格形成において必要なことで、それはさて置いて気持ちの切り換えがとても上手です。引きずらないんですよね。それを見ていて人間というのは食べ物でここまで変われるのだと感動しています。ウジウジと人のことを恨んだり、自分を愛せないという人は、**食べ物によって感情が支配されている方が多いんですよ。**

宗像　息子さんがうらやましいくらい、いいお母さんですね。

山田　白砂糖を1週間やめるだけでも、とても穏やかな感情になれると思いますよ。**感情をニュートラルに保ち、なにがあっても冷静に対処できるというのは、とても大事**だと思います。たとえば、いたたまれないようなニュースを見ても、一歩引いて客観的に見られるようになります。自分に少々いやなことが起きてもへこたれない。食べ物によって、感情や神経まで支配されるということですね。白砂糖は極力使わないほうがいいのですが、まったく使わないというわけにはいきません。和食にだって入っているわけですから。

私が白砂糖を極力使わない理由は、最終的な目標としては、**長生きしてひ孫**

の顔が見たい、ということがあるからです。自分が歳を重ねたときに、おむつの世話になったり、頻尿で困ったり、寝たきりで子どもに迷惑をかけたくないという思いがあるからです。森光子さんは、最後の最後まで自分のことはすべて自分でされていましたからね。最後は風邪で肺をこじらせてしまったとうかがっていますが、それまでは、ほんとうにお元気でしたから。

ハッピーな気持ちは健康を引き寄せる

宗像 森光子さんは、スクワットをやっていましたからね。

山田 はい。ですからすごく筋力がありました。

宗像 トレーニングは少し鍛えればいいと思う。**1日20分くらい効率的に運動すれば十分。**

山田 どんなに食事に徹底していても、自己満足ではよくないです。生きていくうえで大切なことは、社会における協調性とか、人として当たり前のことをきちんとできるかだと思います。現代は、メールやＳＮＳで人と直接会わなくても生きていける世の中ですからね。やはり、**人と人が直接触れ合って、共鳴することも必要だと思いますね。**

宗像 コミュニケーション力の問題ですね。

山田 「運気」というのもありますね。不安な気持ちでいる人と、いつも前向きな気持ちでハッピーオーラが出ている人とは、呼び寄せるものがあきらかに違います。

宗像 ところで先ほど冷やしてはいけないというお話で果物や野菜をジュースにしたスムージーを朝に飲むのは冷えのもとと言われていました。スムージーをどう思いますか？

山田 スムージーというのは、凍らせた果物または野菜をミキサーにかけたシャーベット状の飲み物なんですけど、朝からスムージーで冷たいものを飲むと身体は冷えますからよくありません。ご家庭では凍らせずに作る場合もあるようですが。南国の人たちの身体によいからといって、日本に住んでいる私たちが同じようにやっても健康にはなれないのです。
スムージーでカラフルな感じの食事を摂ろうとする方もいるんですが、そもそもスムージーに含まれる野菜が無農薬でなかったら意味がありません。**農薬は、私たちの身体の中に蓄積されて、何年か経って確実に害になるわけです。**そういう危機感を感じている人は少ないですね。南国のもので無農薬のものはほとんどありません。外国産で皮ごと食べられるというブドウも、残留農薬を思いっきり身体に入れていることになります。専用洗剤で残留の農薬を洗うことも大切です。農薬は、身体の中に蓄積されていくわけです。遅延型アレルギーは、花粉症と一緒で**蓄積した農薬はいつ、どういう風に不調や病気になって出るかわからないのです。**つまり、どこまでがその人の許容量かということはわからないわけです。だからこそ、**自分の身は自分で守らなければならない。**不要なものだったら、最初から抜いておいたほうがいい。入ってしまったものを取り除くのは大変なことですから。

宗像　残留農薬の害を甘く見てはいけません。単なる好みや安さやおいしさだけで無防備な食生活を送っていると、あとでとんでもないツケが回ってきます。その最たるものがガンです。**国民全体が食べ物に対する意識を高めれば、病気は減るし、医療費も圧縮できます。**

山田 ダイエットや健康に関する本はたくさんありますが、ほかの人に合うからといって、必ずしも私の身体に合うとは限らないと自分の著書の中で書いているのですが……。みなさん、それぞれに食について勉強して、情報をうのみにせず自分に合う健康法を取り入れてほしいと思います。

農薬や種から見直したい日本の野菜

宗像 野菜は素材がよければ、まずハズレはないだろうと思います。ひとつだけ問題があるとすれば、どんな種から作られたかということです。そこが一番気になります。残念ながら日本の野菜の種はＦ１種です。

山田 在来種というのは、野菜の種を採り、その種を蒔いて育てて、また種を採る。

宗像　この作業を繰り返して得られた種ですよね。在来種のものは、もうほとんどないようですね。

山田　F1種はハイブリット種といい、第2世代の作物が育たない一代限りの種子といわれています。例を上げると種なしブドウや種なしスイカのように雌しべや雄しべがなく花粉もありません。これではいかに工夫して調理しても素材がよくないので意味がありません。むかしの野菜といまの野菜は違うものになってしまいました。子どもたちのためには、F1種はいかがなものかと思います。

宗像　本当ですよね。

山田　ロシアとキューバにはF1種はないし、農薬もありません。遺伝子組み換えも入っていない。なぜだかわかりますか？　買えないからです。貧乏だからです。これを「キューバ（急場）しのぎ」といいます。

宗像　出た〜。ちょいちょいはさんできますね（笑）。マクロビでは「身土不二《しんどふに》（※1）のものを食べる」よう推奨しているんですが、私は南国からきたアサイーだとか、バナナだとか、外国産のフルーツも暑い日中であればたまに食べたりす

宗像　るんです。外国産の野菜や果物の農薬の問題はどうなっているのでしょうかね。

山田　農薬の問題がわからないとなると、「外国産は食べるな」と言わざるを得ないですよね。私の知り合いで、むかしは外国で世界的な穀物業者に勤めていたんですけど、日本に農薬がたっぷり入った穀物を輸出していた。しかし、良心の呵責にさいなまれて穀物会社を辞めてしまった。彼はいま有機農法、無農薬の農場をやっています。むかしやっていたことの罪滅ぼしだと言っています。

私はその方の畑で採れたにんじんを食べています。にんじんジュースも毎日頻繁に飲んでいます。

宗像　低速回転のジューサーで材料に熱を加えずプレスで搾ったジュースのことを「コールドプレスジュース」といいますが、そういうものはどうですか。

山田　私は、コールドプレスではない普通のジュースを飲んでいます。

宗像　コールドプレスのほうがいいですか？

宗像　コールドプレスだとジュースを作っても分離しない。だからコールドプレスはすごくいいと思います。

山田　私は「クビンス」という製品を使っています。皮や繊維を全部出してくれるので便利です。胃腸が弱いので、繊維質を全部食べるとガスが発生してお腹が張って痛いのですけど、「クビンス」で低速圧搾し、皮を分離して作ったジュースを飲むと調子がいいんですよ。私はマクロビオティックや漢方などを勉強して、いろいろな資格も取ったんですけど、西洋医学と東洋医学というのは全然違いますよね。そもそもの考え方も違う。統合医療ですと、漢方とかハーブの治療も入ってきますね。

細胞を食べることが回復への一歩

宗像　**統合医療の基本は、「細胞を食べること」です。**そして、重要なのは食べ物がどのように作られたかということです。よい物を作っている生産者と契約して食べるべきで、誰が作ったかわからないものは食べてはいけないと思います。農薬がなかった時代はすべてが有機農法、無農薬だったから誰が作ろうとたい

山田　した差はなかったけれど、いまは違います。

宗像　お肉などにスプレーで色を付けたりする業者もいるとか。生産者の写真も自分ではなく、他人の写真を載せたりしていることもあると聞きます。
　草しか食べさせていない牛ならよいのですが、ホルモン剤を打たれたり、遺伝子組み換えをしたトウモロコシを食べさせられたりする牛もいる。よい牛と悪い牛の区別ができないですから自分で調べて自己防衛するしかありませんね。

山田　私もマクロビに偏った食事をしているわけではないので、安全な牛や豚や鶏は食べたいのですが、安心して食事ができるお肉を手に入れるのが難しいですよね。

宗像　まりやさんくらいのネットワークがあれば、それは難しいことではないでしょう？

山田　いえいえ、私も普通にインターネットで注文したりしています。インターネットだけじゃないんですけど、各地で開催されているマルシェにも行くのも好きです。生産者さんが土日に直接売りに来てくれるんですよ。土日に1週間分の野菜を買っています。あとはクレヨンハウスにも行きますし、ナチュラルハウスのようなところで極力買うようにしています。多少高くはなりますけど、それは保険に入るようなもので、将来の自分の健康への投資です。ブランド物などは一切買ったりしないし、衣装なども色で決めていますから贅沢はしていません。だけど、食べ物もよい物は高いことは確かですし、食品にお金をかけることに、もったいないという感覚はないですね。

宗像　無農薬は高くても仕方がないですね。いくら安い野菜や肉でも、安かろう悪かろうですよ。悪かろうではなくて、悪い。病気の数が増えているのは、わけのわからない食品の影響もあります。アメリカには原因不明の病気が約7千種類もあるそうですよ。それに医者がどうやって対応できますか。**きれいな空気を吸い、きれいな水を飲み、よい食事をする。**それだけでかなり違うと思います。**あとは体を温めること。**そうすれば、健康で長生きできる。ところで、まりやさん。対談の最初に少し話しました。ゲルソン療法はご存知ですか？

ゲルソン療法の6つの基本

Ⅰ 無塩食

① 塩、醤油、ソース、味噌など塩分を含有するものを極力省く。

② 無塩醤油、レモン、酢、にんにく、ハーブ、蜂蜜、黒砂糖で味付けをする。
※特に初めの数ヶ月〜2年間はこれを徹底する。

Ⅱ 油脂類と動物性たんぱく質の制限

① 食事療法開始初期は亜麻仁油以外の油脂類（動物性、植物性油脂）、肉類、魚貝類、乳製品、卵など動物性たんぱく質を抜く。

② たんぱく質はできるだけ雑穀類、野菜、果物の植物性たんぱく質または小麦たんぱく（グルテン、お麩）などから摂取する。動物性たんぱく質は新鮮な仔牛のレバーなら可。

③ 国産オーガニック小麦、できれば全粒粉を使用した手作りパン（市販のパンは不可）。

④ 数ヶ月後の状態により、白身の魚、小魚（しらす、ちりめん）、鰹ぶしなどを食べてもよい。

Ⅲ 大量かつ多種類の野菜ジュース

① にんじん、国産レモン、りんご、季節の青菜などの野菜ジュースを1回226g、1日4回〜13回飲む。

② ジャガイモと季節の野菜を、野菜が持つ水分だけで長時間低温加熱したヒポクラテススープを1日2回摂取。

③ できる限り自然農法（無農薬、有機栽培）で作られた野菜を1日目安4〜6kg使用。

④ 野菜はできる限り新鮮なものを生のままを摂り酵素をたっぷり食す。

Ⅳ コーヒー浣腸を体力や食事量に合わせ、1日数回行い肝機能の回復と免疫力の向上を図る

Ⅴ アルコール、カフェイン、たばこ、精製された砂糖、人工的食品添加物（着色、保存剤）などの禁止

Ⅵ 芋類、未精白の麦類（オートミール）、玄米、胚芽米、全粒粉などの炭水化物、豆類、新鮮な野菜や果物（国産）、乾燥プルーンなどを中心とした食事

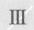

山田　聞いたことはあります。

宗像　アメリカでマクロビオティックとともに、ガン予防や治療の食事療法として知られています。**オーガニックの果物や野菜のジュースやサプリメントを用い、体内浄化に努め、自然治癒力を高めていきます。**医学博士のマックス・ゲルソンが１９３０年代に開発した食事療法です。最初は自分の偏頭痛治療に用いていたのですが、のちに結核治療にも利用され、さらにガンの治療や再発防止の療法として広まっていきました。１９２４年ミュンヘン大学付属病院で４５０人の結核患者を99％治し、残り４人も２年後に治りました。つまり１００％結核を治したのです。

ゲルソン療法ではガンに関わると思われる食品は食べず、栄養素をバランスよく摂って免疫機能を高め、デトックスに努めます。肝機能を整え、全身の代謝をよくします。加えて食事はオーガニックの果物と野菜のジュースを大量に飲用します。１時間おきにグラス１杯、１日に計13杯を飲むなど「食」の管理がかなり厳しいんですが、効果があります。

山田　そうなんですね。

人間は細胞でできている

宗像　まりやさんは、いま37歳ですね。38年前、まりやさんがお母さんのお腹に宿ったときは単細胞だった。それが、お腹の中では約3000g、細胞の数でいえば3兆個。そして、いまは60兆個になった。単細胞が多細胞になった。でも多細胞（正常細胞）は条件が整うと単細胞に戻ることができるのです。

実はガンというのは成長した多細胞が単細胞に戻ることなのです。病理でなにを見ているかというと腫瘍の相を見ています。どれだけ単細胞に近いかを見ているのです。ガンというのは単細胞なのです。横のつながりがまったくありません。

我々人間は、もとはといえば、海で生まれました。海にいたときは単細胞だった。32億年もの間ずっと単細胞だったわけです。6億年前にコラーゲンというものがたくさんできるようになって、多細胞化したのです。我々はコラーゲンの建造物の中に細胞がいっぱい入っている状態だと思ってください。ところがガンになると20億年前の単細胞だったミトコンドリアのいない、または活動していない状態に戻るということなのです。

山田　戻るとどうなるのですか？

宗像　低体温になると血の流れが悪くなるでしょう。細胞に酸素が行かなくなる。そうすると酸素が行かない、細胞がほとんど冷えている海の中、つまり活動していない状態に戻るのです。それがガンです。ですから身体を冷えないようにして温め、細胞を活性化させると治るのです。

山田　先ほどの食生活の話ですが、食生活は大事だけど生活している上では限度があると思うんですね。そういう意味で足りない栄養はどのようにして補っていくのか。そのあたりの話もお願いします。

宗像　いまのところ、サプリメント（※3）しかないですよね。

足りない栄養はサプリで補う

山田 サプリメントについて栄養価が高いものを摂るというのはあたりまえの話になってくると思いますが、どういったものがよいでしょうか？

宗像 私は18歳で福島の田舎から東京に出てきて予備校に通い、早稲田大学に入るんですけど、親からの仕送りがなかったんです。弟ふたりと妹ひとりがいたから、親父に「オレは死んだことにしてくれ。仕送りはいらない」と言って上京しましたが、甘かったですね。生きるだけで必死でした。予備校時代も大学へ入ってからも大学院のときもバイトして、下宿に戻って寝るだけ。自活していましたのでとても大変でした。そして大学院へ入って3年目くらいのときに倒れてしまいましてね。1年間寝たきりだったんです。そのときにトランセンデンタルメディテーション(※4)というのを始めて、10年くらい続けていました。その間にいったいなにが問題なんだろうと思い悩みました。そんなあるとき、ひょっとしてビタミン不足が原因ではないか……と、ふと思ったのです。

山田　へえ〜。ふと浮かんだのですか。

宗像　それを思いつく少し前に母親が栄養補助食品を持ってきてくれたんです。しかし、そのときはまだ気付いていなかったんですね。それから3ヶ月くらいして、ここまで頑張ったのに調子が悪いのは体の中になにか足りないんじゃないか、ビタミンが足りないんじゃないかと思って、その栄養補助食品を食べ始めたんですよ。そうしたら全身がお風呂へ入ったみたいにさわやかになった。お風呂上がりというのは気持ちいいでしょ。それが一日中続いたんです。

山田　え〜ぇ。すごい！

宗像　なんだこれは！　と思いましたよ。たぶんリンパのめぐりがすごくよくなって細胞も元気になったんだと思います。それから、その「シャクリー」というサプリメントを摂り続けました。宣伝はあまりしませんから知らない方が多いかもしれません。日本には40年前くらいに入ってきています。

山田　そういうもので補っていくのがより効果的だということですか。

宗像　そうです。加工食品を摂り過ぎて、細胞を摂っていないからビタミンとかミネラルが不足するんです。それをどうやって補うかといえば、やはりサプリしかありません。ただし合成サプリはダメです。がんセンターの先生が講演会で声を大にして「サプリは摂ってはいけない、サプリを摂ると3倍くらい悪くなる」みたいなことをおっしゃっていましたが、**ダメなのは合成サプリ**なんです。人間が作ったサプリはダメです。サプリは**天然のものがいい。**シャクリーはドクター・シャクリーという人が100年以上前に始めたMLMの会社で歴史もあります。ブルガリアのバラから取ったバラの実だとかたんぱく質のひとつであるスピドロインなどは、シャクリーから始まっています。MLMとは、「マルチレベルマーケティング」の略ですね。

山田　マルチレベルマーケティングは、「連鎖販売法の取引の特定商取引」のことで、売り方次第でリーズナブルに購入できる販売方法ですよね。私も洗剤とかは、そういうところで買っています。宗像先生もおっしゃっていた通り、無農薬から作られているサプリメントじゃないと、意味がないと思います。サプリメントも一概に全部よいというわけではない。そこが落とし穴ですね。そういうことを意識して、サプリメントを摂ることが必要だと思います。私はオーガニックコスメから食品も扱っている「アムリターラ」のサプリを摂っています。

宗像

私の場合はそのサプリで身体の調子がよくなったので、27歳から10年ほどは単にサプリを広めるだけでした。しかし40歳近くになって、このままサプリを広めるより、医者になってサプリを広めたほうがいいと思って医者になる決意をしたのです。

（※１）身土不二
元は仏教用語で、自分の行為による結果と、自分のいる環境は切り離せないという意味。そこから転じて、「地元の旬の食材や伝統食は身体にもよい」ということ。

（※２）統合医療
統合医療とは、西洋医学による医療と、漢方や鍼灸治療などの東洋医療をはじめとする伝統的な代替医療(※)を合わせて患者を治療すること。
代替医療
西洋医学を中心とした、科学的根拠に基づいた通常の医療行為の代わりに用いられる医療を指す言葉。代替医学とも呼ばれる。患者の心身全体の調和を取り戻そうとする医療行為であり、中国医学や漢方医学、アーユルヴェーダもこれに含まれるとされる。ただし、科学的に有効性が裏付けられた医療は通常医療に組み込まれる。例・アロマセラピー、ヒーリング、東洋医学、鍼灸、チベット伝統医学、インド哲学（アーユルベーダ）、ホメオパシー、ナチュロパシー、瞑想、催眠、バイオフィードバック、イメージ療法、音楽療法、芸術療法、ダンス療法、笑い療法、ボディーサイコセラピー、ヨガ、内気功、太極拳、ハーブ療法、カイロプラクティック、オステオパシー、マッサージ療法、外気功、セラピューティックタッチ、スピリチュアルヒーリングなど。

（※３）サプリメント
「栄養補助食品」「健康補助食品」とも呼ばれ、略称は「サプリ」。ビタミンやアミノ酸などの栄養素を補うことを目的としている。ハーブなどで薬効を目的としたものも多い。自然素材で作られているものや、化学的に合成されたものなどさまざま。

（※4）　トランセンデンタルメディテーション

超越瞑想とも呼ばれ、朝夕15～20分ずつ行うだけで深い休息が得られる自然な瞑想法。自律神経の安定や、集中力、記憶力の向上などの効果が期待できるとされる。

第4章

人間にミネラルは作れない

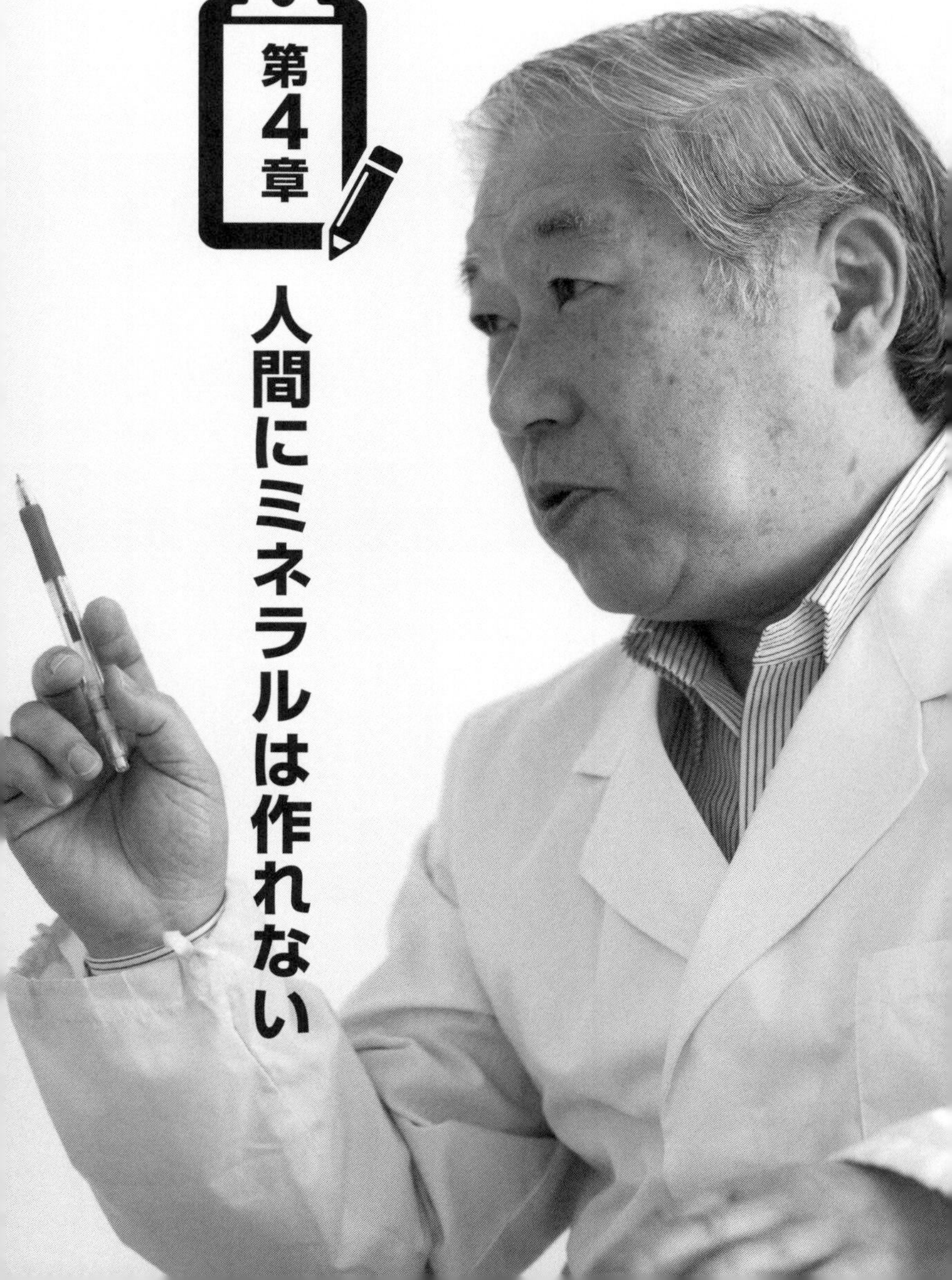

動物の死因のトップとは

宗像　私は先ほどの話のように、自分の身体の不調が原因で食べ物に興味を持ち、医学部へ行こうと思いました。いまのお医者さんは、食べ物に関してほとんど興味はありません。加工食品は食べるし、肉は食べるし、めちゃくちゃです。
　アメリカのお医者さんでワラック博士という方がいらっしゃいます。彼は、「野生の王国」という番組のスタッフとして何十年も世界中の動物を見て何万体も解剖した。そして、野生動物の死因はたったひとつであると結論付けたんです。なんだと思いますか？　ほかの動物に食べられるということを除いてですよ。

山田　感染症ですか？

宗像　違います。**野生の動物はビタミンCを自分で作ることができるのです。**ブドウ糖にある酵素が働くとビタミンCができる。ですから野生の動物はビタミンCの欠乏症はない。だからウイルスにもやられない。風邪もひかない。ハゲもない。ただしオランウータンは霊長類だからビタミンが作れないのでハゲはあります。そんな**野生動物の死因の最大の要因はミネラル（※１）欠乏です。**

山田　ミネラルですか！

宗像　たとえばミネラルがない土地に生えた草を食べれば、栄養的には満たされないのです。だから動物はミネラルのある土を舐めたりする。野生動物の唯一の死因がミネラル欠乏症なのです。我々人類の遠い祖先は海で生まれました。海の中にはミネラルがある。海の水と血液は成分がほとんど同じです。一方、人間はビタミンCを作ることができないからサプリは絶対に必要なのです。ですがサプリを売る会社にはインチキ会社もあるから注意しないといけないですね。サプリを作っている学者が、インチキなビジネスマンに任せると10倍くらい薄めて同じ値段で売ると言ってました。

山田　ひどいですね。

宗像　会社をしっかり見て、サプリを選ばないといけません。**合成サプリはやめて天然のものを摂ることです。**本物はどうしても値段が高くなりますが、自分で摂ってみて肌でなにかを感じるものはいいものですよね。指先までなにかを感じるとか。**我々のＤＮＡは宇宙的なノウハウが詰まっているからよいものは身体で感じ取ることができるのです。**

山田 サプリはたくさんありすぎて選ぶのが難しいですが、ちゃんと選んでいきたいですね。

宗像 合成サプリかどうかは作っている会社やメーカーに問い合わせて聞くのがよいと思います。日本をよくするには、まず食べ物を選ぶことです。食べ物に関して、もっとこだわるべきだと思います。新しい食品だから食べてみるというのは、身体に対する冒涜だと思う。身体は、「神の館」です。この中に汚いものを入れてはいけません。

病気にかかってこそわかること

山田 私も大きな病気を経験したからこそ、先生と出会えたんだと思います。

2003年くらいから、発熱や腹痛、嘔吐などの症状が出てきて、虫垂炎などの手術も受けたんです。その後も似たような症状に悩まされ続けていました。どうして病気になったのか、わからず本当に苦しみました。周りにも全然理解されなかったのです。

宗像　クローン病(※2)ですね。

山田　グルメリポートや旅番組でお腹が空いていないのに食べ過ぎたのが原因でしたね。最終的には確定診断には至らなかったものの、症状はとてもひどかったです。最初は、舞台の公演中に症状が出てしまったんです。肩が凝って、いつも身体が重かった。なにかにとり憑かれたような感じで、胃は重だるいし、猫背になって身体が縮んでいく感じでした。身体のどこかしらが痛く、つねに吐き気をともなった。倒れた日は、夜中からずっと吐きっぱなしでした。最終的には、黄色い胃酸まで出しました。さらに39度くらいの熱も出てきて、点滴を打っても下がらない。終いには起きているのにイライラして歯軋りをしていました。胃と腸が痛くなって、食当たりよりひどい数値でお医者さんからこんな異常数値は見たことがないと言われました。レントゲンで見ると盲腸が腫れあがっているから盲腸を取りましょうということになって、手術しました。

宗像 重病ですね。不安でたまらなかったでしょうね。

山田 はい。手術後に目が覚めたときもびっくりするくらいの熱があり、悪寒がして毛布を5枚くらいかけて湯タンポを入れてもらったんですけど、それでも寒いんですよ。それぐらいの高熱で40度を超えていました。麻酔も体質に合わなかったみたいで、感情の起伏が激しくなって、叫んだりしていました。

宗像 それは大変でしたね。

山田 退院して、そのときにちょうど旅の仕事に行ったのですが、ロケ先でまたびっくりするくらいの高熱が出て、お腹も痛くなって、うずくまって動けなくなってしまったんです。ディレクターからも病院へ行ったほうがいいと言われて、行った病院で点滴打っても熱は下がらない。次の日はロケを中断して帰りました。原因不明だったから、スタッフに説明できないのがつらかったですね。

そのあと、いろいろな検査も受けましたが原因がわからないんです。胃を見ても、腸を見てもきれいだと言われるんですよ。ストレスじゃないの、みたいなことで最終的には片付けられてしまう。見た目はどこもおかしくない。斑点が出るとか、痩せこけて青くなるとか、そういうことがまったくないから、「仕事がイヤだったらやめれば」みたいなひどいことを言われたこともありました。

宗像　肉体的にも精神的にもずいぶん追いつめられたんでしょうね。

山田　それから、吐き気と同時に便通も来るようになりました。クローン病って、口からおしりの穴までどこに症状が出てもおかしくないという病気なんです。私の場合は連動して吐き気と便通が同時にきたんです。トイレに行くときは、ゴミ箱をかかえて行きました。そしてトイレから出られなくなってしまうんですよ。そうすると、サボっていると思われるんです。見た目は、どこもおかしくないから、だれにも心配してもらえないし、最終的には、いいかげんにしろと怒られてしまうようなこともありました。

クローン病の方の中には、胃を切除して何分の一しか残ってない人もいるんですが、私はそういう症状は出ませんでした。切るまでには至らなかったんです。だから確定診断にはならないわけですよ。それから食事を変えまして、いまは寛解状態なのかもしれません。

宗像 病気が健康のありがたさを思い知らせてくれたのかもしれませんね。苦しかったでしょうね。

大病したからこそ食を見直すきっかけに

山田 私も先生と同じ病気になってから食事を変えたわけです。それで鍼の先生に出会うんですけど、鍼の先生からは「食べ過ぎ」で「太った栄養失調」だと言われたんです。消化が追いついていないから、こんな状態になっている。3日間絶食して身体を空っぽにしてみなさいと言われたんです。それで、3日間食べなかったら、生まれ変わって空が飛べるくらい身体が軽くなりました。

次に、炭水化物は普通の人にはエネルギーになるけど、エネルギーに転換する力が弱っているから、「炭水化物を抜いてみなさい」と言われました。そして今度は炭水化物を全部抜いたんです。そうしたら、1年半で10kg痩せたんです。でも、このときはまだ玄米菜食にはたどりついていません。ゆっくり痩せたから、みんなからファンデーションを変えたぐらいにしか思われないほどとても自然な痩せ方で、医学的にいうと低インシュリンダイエットみたいな感じだったんだと思います。

宗像　**食事は、基本的に3時間空けないといけません。**ですが、ジュースは大丈夫です。私ならジュースをおすすめします。ジュースは1時間おきに飲んでも胃腸を痛めないのです。りんごジュース、にんじんジュース、野菜ジュースで身体の細胞を栄養で満たすというのは最高のやり方です。まりやさんの場合は、食間を3時間空けないで食べたせいじゃないでしょうか？　ジュースでクローン病になることはありません。

山田　甘味料が入っているとどうでしょうか。人工的ななにかが入っているとダメですよね。フレッシュな状態がいいですよね。

宗像　もちろん新鮮な野菜や果物をジュースにすべきですよ。加工したものはダメです。自分自身で作って飲むのが一番です。私は使われている食材がどうやって作られたかが書いてないのであれば飲まないし、食べないですね。そういうこだわりは必要です。肉も一切食べない。遺伝子組み換え飼料で育てられているものがあるから食べられないのです。

6歳までに味覚が育つからこそ食にはこだわる

山田 お肉のことも気になります。妊娠中も心配していました。「人間に近い遺伝子のものは食べるな」とよくいいますよね。

宗像 「同類を食べるな」ということですね。妊娠中に人間の遺伝子と近い食べ物を食べてしまうと、狂牛病に近くなり、奇形児が生まれやすいという話なんですよ。ある部族がどこにも奇襲されていないのにたったの3ヶ月たらずで全滅してしまった。なぜかというと、種の壁を越えて、自分たち同士を食べてしまったというんですよ。すると狂牛病と同じ症状になって、お互いに殺し合う。脳がおかしくなったわけです。人間が人間を食べるというのは、一番危険なことで、それに近いのが牛を食べるということだといわれていますね。大きい四本の足のものはだいたいそうなんですけど、鶏なんかもそうです。鶏を食べ過ぎると奇声を発するという話もあります。鶏以上のものは人間と共通のプリオンというたんぱく質を持っていて、その物質が狂牛病とかの原因となるのです。つまり、人間の組成と同じ、人間のたんぱく質と同じ仲間、種のものです。ですから、種の違う動物の間では感染症が起こりにくいといわれています。

山田　妊娠中に種の壁など食べ物に気を付けていたこともあり、息子が生まれたときに、こんなにまっさらな所に血を汚すものを入れたくないと思いました。子どもに食べさせる食事というのは、やはりお母さんが知識を持って入れてあげないといけないと思ったんです。食べさせてあげるというより、入れてあげるという感じでした。母乳などは、特にそうですね。

お腹の中にいるときは小さくて、それがだんだん大きく育っていくわけで、人間の３億年の進化を十月十日で終えてしまうわけです。新生児から、あっという間に成長していく様子を見ていると感動と同時に責任感も自然と芽生えました。そんな**子どもの体内には、一番よいものを入れてあげたい**と強く思いました。未来の味覚が育つのは、6歳までといわれています。細胞も6歳までにできあがるといいますから、それまでが勝負だと思います。お母さんが一番頑張らなければならないときです。

宗像 お母さんは、そこまで責任が重いということを認識してほしいということですね。

山田 公園で遊んでいたりすると息子のところにお菓子を持って来てくれる子がたまにいるんです。私は「ごめんね、お砂糖は摂らないようにしているからいらないや」と言うんです。もし息子がほしいと言ったら、「ひと口だけ食べてみて」と言うと、息子はひと口食べてたいがい、「もういらない」と言いますね。これは私のルールを押しつけているのではなく、「みんなに流されて食べちゃダメだよ。心の底から、細胞レベルでおいしいと思えば食べていいよ」と、伝えているんです。

なんでもかんでもＮＧにしているのではなく、先ほど話したハイ・ゲンキや、納豆を食べるときに、梅干しの黒焼きなどを摂っていますから出す力があるので不安はありません。幼稚園では全部は排除できないです。給食の日もありますし。でも、家でしてあげられることはいくらでもありますよね。お菓子をいっぱい食べて、便秘している女の子たちがたくさんいたり、なかなかトイレに行かない子も多い。小さい身体にどんどん詰め込んでいる。出せなかったら、中で腐っていくだけじゃないですか。ぜひ、いまから排毒力の高い腸を育ててあげてほしいのです。

ストレスから脱却し、心を強くするには

山田　健康的な食生活をしていても精神的な重圧などが負担になり、病気の原因になったり、現在かかっている病状へ影響しますよね？

宗像　みなさんが気にしているのはガンや脳梗塞《のうこうそく》（※３）だと思います。

脳梗塞は半身麻痺などのさまざまな後遺症が残ります。私は施設に往診に行ったりするのですが、私より年下でも半身麻痺の方がいらっしゃる。その施設の食事を見ると、どうしようもないくらい悪い。つまり、細胞を摂っていない。白いごはんや砂糖の入ったデザートを平気で出している。元気にならないような食事をしているんです。先ほどの血液検査の観点からみると最低値なんです。管理栄養士はなにがダメかがわからない。「ちゃんと食べてますよ」と言うだけです。

私のクリニックに来られるガン患者さんは、来たときと帰るときの態度が全然違います。帰るときはスキップしながら帰るくらいです。なぜかというと、**ガンの治し方を示し、「必ず治る秘訣」を伝授する**からだと思います。ガン患者の人には心の管理がものすごく大切なのです。一番悪いのは落ち込むことです。不安と恐怖は、生きるためには仕方ないときもあります。この瞬間にライオンに襲われそうになったらさっさと逃げ出さなくてはいけないでしょう。これは不安と恐怖があるから当然です。ガンになって、あと半年か1年の命だと言われた人も不安と恐怖でいっぱいですよ。しかし、逃げようがない。人間は不安と恐怖、つまり強いストレスを感じると、ノルアドレナリンというホルモンが出ます。コブラ毒の3倍も毒性が強いのです。

山田 ええっ〜。

宗像 ですから、不安と恐怖を感じないようにしないといけない。危険からとっさに逃げることが必要です。特に慢性病の場合は気を付けないと免疫が下がってしまいます。あと3ヶ月だと医者に言われたら、それだけで免疫がどんどん下がっていって、ピッタリ3ヶ月目に死ぬことになってしまうほど怖いことなのです。

嬉しいを先取りするイマジネーション力が大切

宗像 ではどうすればよいのかというと「ガンは3ヶ月で治る」ので、患者さんには治ったら、**どこで、誰と、なにをしたいのかを想像してもらう**のです。イマジネーションはクリエーションなんですよ。想像しただけで楽しくなる。映画監督と俳優を自分でやるのです。自分が治って、みんなとお祝いしている姿を明確に想像するのです。「嬉しいことの先取り」とでも言いますか。治ったらスイーツも食べられるし、肉も食べられる。愛する人が横にいて、喜んでくれる。**嬉しい姿を想像し、勝手に喜ぶのです。**そうすると、免疫力が出てくる。

現在は過去の結果なんですね。過去があっていまがある。過去があって、いまの健康状態になっているわけですから、**未来の良好な健康状態を作るには現在を変えていくしかない。**この瞬間の考え方と行動で未来が変わっていくわけです。実際に死ぬと言われた肺ガンの患者さんが、嬉しいことを先取りすることによって、3ヶ月ほどで治っています。早ければひと月くらいで治ります。

山田 治るのは、細胞がよみがえるのですか？　血液が変わるんですか？

宗像 **細胞が栄養満点になるのです。**血液は体重の13分の1しかない。ほとんどが細胞です。

山田 ところで飲む水ですが、海洋深層水（※4）はいいですか？

宗像　それもいいと思いますね。海洋深層水にはカルシウムやマグネシウムなどのミネラルがバランスよく含まれています。特にマグネシウムの含有量が豊富なので高血圧で心臓に負担のある人に有効だといわれています。やはり良心的なメーカーを見つけて買うようにすることです。消費者と生産者の連携をきちんとすれば、健康になれると思います。防腐剤や着色料やらいろいろなものが詰まった食品は信用できない。しかし、スーパーマーケットのパンはよく売れていますね。ショートニング（※5）も入って、マーガリン（※6）も入っているのに。

山田　よくないですよね。

宗像　残念ながら、「食べ物」に関して言うと、日本は10年、20年以内に終わるような気がします。危機感を感じています。

山田　危機感を持てない人が多いですよね。いま、お肉ブームですがどう思われていますか？　先生が避けているお肉ですが。

宗像　肉は一切食べないですね。肉食はそれ以前に、その育てられ方を見たら食べられないですよ。農業にしろ、畜産にしろ、一部の生産業者はお金儲け第一主義みたいなところがあります。もし、動物を食べるなら、鶏肉であれば放し飼いの鶏を食べるべきだと思います。肉は硬いけどおいしいし、卵も安心して食べられます。ほかは遺伝子組み換え飼料で育てられているものがあるから食べられないのです。だから肉については行きつくところまで行ってもらうしかない。肉食に限らずですが、脳梗塞や心筋梗塞になってから食の大切さ、怖さがわかる人が多い。ガンもです。ガンになって初めてわかる人もいると思います。できれば、わかる以前から注意すべきと警告したいですね！

山田

現在、私は完璧なマクロビアンではありません。週に1～2回はお肉を食べます。信頼しているお店で、薬の投与されていない安全とうたわれているお肉を買っています。マクロビアンに徹底したのは、妊娠5ヶ月のときから授乳が終わるまでです。なぜかというと、安心で安全なお産をしたかったからです。子どもがアレルギーを持つか持たないかわからないので、避けられるものは極力避けておいたほうがよいと思いました。先ほど消化のお話をしましたけど、肉を食べると消化に時間がかかってしまい、自分の身体が余計なエネルギーを使って、メンテナンスで使うエネルギーが使えなくなってしまうのです。だから自然のもので粗食に徹しました。それでも、十分におっぱいが出ました。
私はもともとカルビや脂っぽいお肉やホルモンは食べられませんでした。肝臓は、ストレスのたまり場になっているらしいです。レバーを食べて吐いたこともあるので、それからは内臓系は食べていません。

宗像

牛や豚や鶏などの家畜をストレスなく育てる「アニマルウェルフェア」（※７）という取り組みがフランスをはじめヨーロッパで注目を集めています。これは快適性に配慮した家畜の飼養管理のことで、ストレスがかからない肉は少々高いのですがおいしいと言われています。日本の窮屈な飼育場で、苦しい思いをして育った家畜がおいしいはずがありませんよね。

（※1）ミネラル
一般的な有機物に含まれる4つの元素、炭素、水素、窒素、酸素以外の必須元素を指す。糖質、脂質、たんぱく質、ビタミンと並び五大栄養素のひとつとして数えられる。ナトリウムやマグネシウム、リン、メチオニン、カリウム、カルシウムなどがそれにあたる。

（※2）クローン病
全消化管に、非連続性の慢性肉芽腫性炎症を生じる原因不明の炎症性疾患。厚生労働省より特定疾患に指定されている。潰瘍性大腸炎とともに炎症性腸疾患に分類される。

（※3）脳梗塞
脳軟化症とも呼ばれ、脳の動脈の閉塞、または狭窄のため、脳虚血をきたし、脳組織が栄養不足などを原因として壊死、もしくは壊死に近い状態になる病状。また、それによる症状も脳梗塞と呼ばれるケースがある。なかでも、症状が激烈で（片麻痺、意識障害、失語など）突然に発症したものは、一般に脳卒中と呼ばれる。それに対して、ゆっくりと進行して認知症（脳血管性認知症）などの形をとる場合もある。

（※4）海洋深層水
飲料水として利用される海洋深層水は、深度200m以深の海水を指す。人間の排水で汚染された河川水の影響を受けないため、化学物質による汚染がない。また太陽光が届かないことで、プランクトン等が成育しないため、有害な雑菌も表層水にくらべて非常に少ないことが特徴。だが飲料水とするためには濾過が必須とされる。

（※5）ショートニング

植物油などを原料とした、クリーム状の食用油脂のこと。液体の植物油を固形状にするうえで、水素添加を行ない製造されている。もともとは、ラードの代用品。利用目的に合わせて低価格で製造できるため、さまざまな加工食品で使われている。しかし、製造過程でトランス脂肪酸が生成され、それが心臓疾患やアレルギーなどの病状を引き起こす可能性が指摘されている。北米やヨーロッパの多くの国で、なんらかの形で規制対象とされている。

（※6）マーガリン

元はバターの代用品として作られた。原材料の油脂、粉乳、食塩などを練り合わせた加工食品だが、マーガリンに含まれるトランス脂肪酸は大量に摂取すると、血液中の悪玉コレステロールが増える一方で、善玉コレステロールが減ってしまうという報告がされており、心臓病のリスクを高めるなどの問題点もあることが示されている。

（※7）アニマルウェルフェア

動物衛生の向上を目的とし、家畜の快適性に配慮した飼養管理を行うことで生活の質（Quality of life）を高めてストレスや病気を減らすことが重要と考えられている。農林水産省では「アニマルウェルフェア（Animal Welfare）は、日本語では、「動物福祉」や「家畜福祉」と訳される場合がある。しかし、「福祉」という言葉が社会保障を指す言葉としても使用されていることから、本来の「幸福」や「良く生きること」という考え方が十分に反映されておらず、誤解を招くおそれがある。そのため、家畜（産業動物）においては、「アニマルウェルフェア」を「快適性に配慮した家畜の飼養管理」と定義している。

第5章

家族の理解も重要な治療

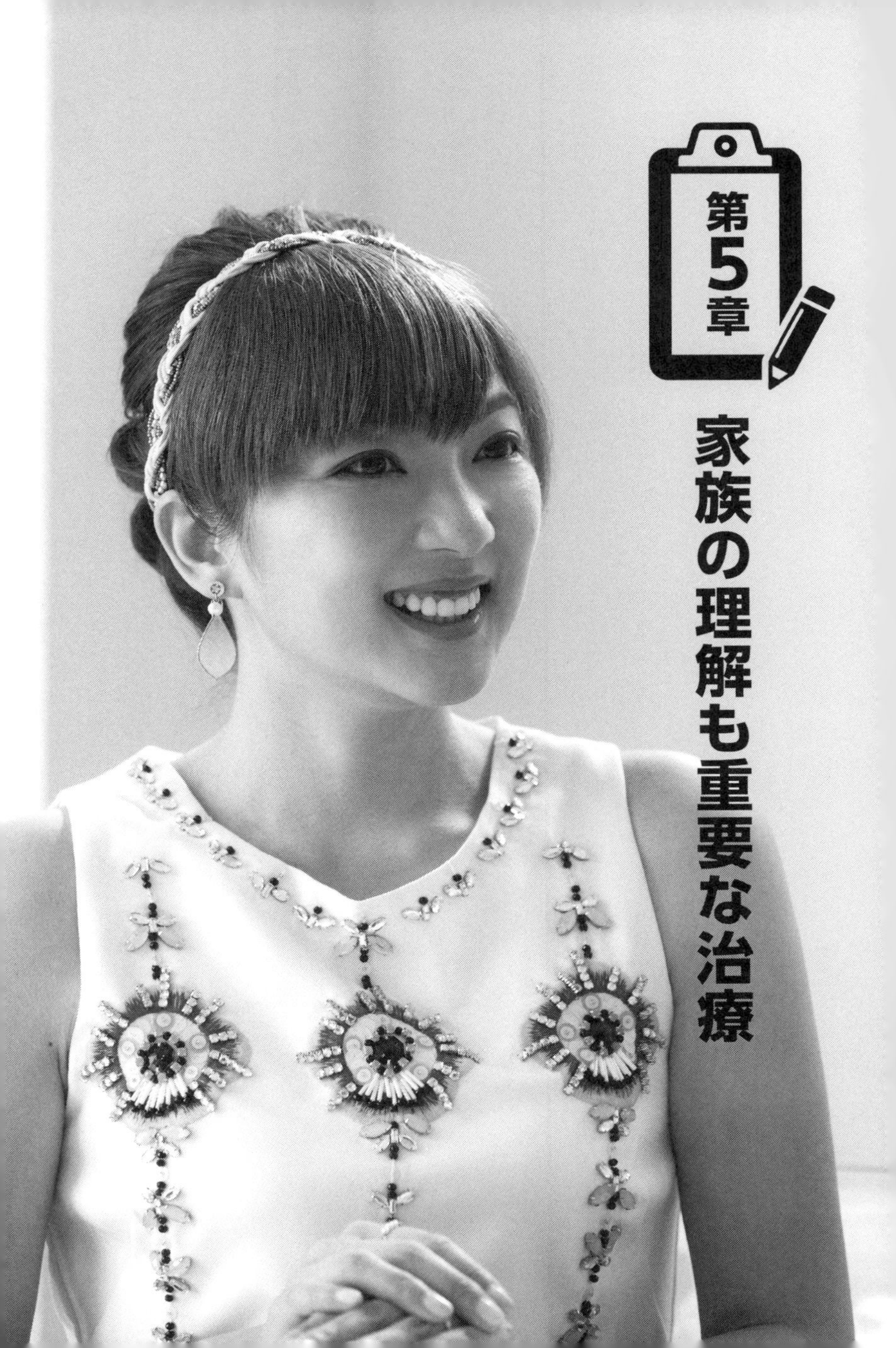

家族と病気と患者と医者と

山田　ガンになった場合は精神的に明るく過ごすようアドバイスをいただきましたが、家族としてはどのようにすればよいでしょう。家族全体の問題になってくると思いますが。

宗像　「ガンは不治の病」、「死と直結する病気」であると社会全体が洗脳されています。なぜかというと医者が治せないから。東大医学部を出ようが、京大医学部を出ようが、治せない医者に用はないという国民世論を作るべきです。私に言わせると、ガンを治せないんだったら医者に用はない。治らないことをやっているから治せない。治ることをやれば治る。しかし多くの場合、医者は患者の話を聞く必要がないという態度をとります。それが当たり前になってしまっている。現代医学の限界ですね。

山田　家族としてはどういう心構えで支えていけばよいですか？

宗像　心構えの前に問題なのはガンは治ると言う医者がいても、患者さんも家族もやはり立派な設備のがんセンターの先生を信用してしまうんですね。最高水準の医学の中で抗ガン剤を投与され、放射線治療を受けているほうが安心していられる。身体に毒薬を入れても、いい結果が出るはずがないということがわからないんです。

山田　家族としても、病気のことをよりよく知って協力していくというか……。

宗像　いろんな分野の先生の話を聞いたほうがよいと思いますね。特にＮＤ、ナチュロパシック・ドクター。西洋医学だけじゃなくて東洋医学も必要です。西洋医学が得意なのは外科ですから。慢性の病気に関して医者は無力ですよ。無力というより害があると言ってもいいでしょう。つまり、治せないのです。治らないのに病院に行く。糖尿病で20年通っていても治らないという事実はどう捉えたらいいのでしょう。

山田　家族が一緒に診察室に行って先生の話を聞き、家族で同じゴールを目指さないとダメですよね。

宗像　日本人はいい人で優しい人が多くて医者が言うことに間違いなんてあり得な

いと思うわけです。**医者の言うことがすべてではないことをしっかり理解する必要があります。**

医者にどんどん質問しよう

宗像　「抗ガン剤を投与したらガンが治ります」と、医者は絶対に言いません。しかし、「延命します」とは言います。どうして延命するとわかるんですか。そういう論理の甘さがあります。しかし、最近は少しずつですが状況も変わってきました。みなさん、いまの医療体制に疑問を持ち始めていますから、わかるようになってきたようです。講演で話しても、私の言ってることに真っ向から反対してくる人はひとりもいません。いまのやり方では治らないことがわかっていても権威に対しては恐れ多くて向かって行こうとしないのです。だから、先ほど話をした大工の棟梁のようになりなさいといつも言っています。「オレの身体に毒入れるというのかい」という棟梁のような質問の仕方がよいと思います。**医者にどんどん質問すればいい。**医者がやっていることは殺人的行為になり得るのに、それを良心的にやっているから問題なのです。

かかってよい医者、悪い医者

山田　かかってよい医者、悪い医者はどう見分ければいいですか？　医者からパワハラされて傷付いている患者さんもいますよね。

宗像　傷付くようなことを言われた瞬間に立ち上がって帰ればいい。そんな先生にかかる必要はないです。

山田　その先生には命を預けようと思わないほうがいいということですね。

宗像　**命を預けてはいけません。命は自分のものです。ひとつしかありません。**医者は、「責任は取れません」とよく言いますが、医者が責任を取るというのは、「死亡診断書を書く」ということです。死亡診断書を書かないと、遺体の動かしようがないから。お墓にも持っていけないのです。

山田 **私は患者を元気づける医者こそがよい医者だと思います。**

宗像 そうですね。病気は本人が治すものです。我々が言えるのは教育者のように言葉を残すことかな。治し方を言葉で患者さんにお伝えするだけで、治すのは本人です。我々の仕事はノウハウを教えるだけです。トレーナーになれればもっといいんでしょうけど、私はトレーナーにはなれそうもない。

医療機関の連携の現実

山田 ところで、統合医療で治そうとしているお医者さんは、どれくらいいらっしゃいますか。

宗像 数千人はいると思います。ただ残念ながら、さまざまな医療機関の医者同士があまり連携していないという現実があります。医者のプライドというのは、空より高いんですよ。人の意見なんか聞きません。しかし、大宇宙から見たら空などは低いものです。

たとえば、ガン患者は東大病院に入院していますとか、慶応病院に入院していますとか、大病院がバックに付いているかのように言います。だけど私に言わせればあなたは東大病院にいるかもしれないけれど、裏を返せば東大病院に所属している主治医がわかっていることしかできていないと認識したほうがいいということです。東大病院の医療セクションが総力をあげて診てくれているわけではないんですよ。そのことをわきまえなさいと言いたいですね。東大病院で診てもらっているのではなく、東大病院の先生が診てるというだけ。その先生が栄養学や健康学のことを知らなかったらアウトです。

山田　知識がないわけですよね。

宗像　医者は治せません。断言してもいい。いまの治療法で治るわけがありません。

山田　病院食の話になりますが、病院食はあまりおいしくないですね。

宗像　病院食を作っているのは管理栄養士です。しかし、その管理栄養士がやっているのはカロリー計算だけです。

山田　病院食で思い出しましたが、福岡にある高取保育園という保育園の給食は無農薬の玄米が主食なんですよ。

宗像　素晴らしいですね。

山田　ここの子どもたちは、冬でも風邪をひかないんです。次の年に来る子どもたちのために、先輩の園児たちが味噌を作るんです。「いただきます〜みそをつくるこどもたち」（※1）という映画にもなっている保育園です。子どもたちが、生きる喜びに満ちている力を感じるドキュメンタリー映画で子どもたちの目の色の違いに感動しますよ。生命力で満ちあふれている感じがします。高取保育園は、全国でもめずらしく玄米の給食を出す保育園です。もちろん無農薬です し、ほかに納豆やしらす、小松菜なども出します。海苔巻きがおやつです。お菓子が出ないのです。

子どもたちは、冬でも裸足で元気に駆けずり回っています。ほかの保育園でインフルエンザが流行っても、高取保育園の子どもたちは、ほとんどかからない。それと、卒園生たちが、園長先生にわざわざ会いに来るんです。小学校卒業しました、中学校卒業しましたと言って。幼少期のことがそれだけ記憶にとどまっているんですね。食物を通して、子どもの頃の記憶が身体に刻まれているんだと思います。親が子どもの人生にしてあげられることは限られていると思いますが、**子どもに生きる自信がついて、なんにでも挑戦するというたくましさがあれば、安心して見守ってあげることができます。**

宗像　子どもたちは純粋なので、親とか好きな先生の指導ですっと入れてしまいますから幼少の頃の教えや食べ方は大切ですね。

　ところで広島、長崎に原爆が落ちたときに、広島の場合は、お酒を作る杜氏《とうじ》が前の日から玄米どぶろくを飲んでいて原爆症にならなかったという話がある。長崎のほうでは、玄米や味噌を食べる人には原爆症が出なかったといわれています。

山田　本当ですか⁉

宗像　だから、アメリカでは玄米や和食(※2)が注目されているんですよ。和食は世界遺産ですよね。ところが、当の日本人はアメリカ食になっている。

山田　そうですね。ハンバーガー屋さんとかステーキ屋さんとかたくさんありますものね。

「加工食品でない」DENY（でない）運動

宗像　私は「DENY運動」をやりたいのです。否定するという意味で「DENY＝でない運動」。「アメリカでない」。アメリカ食でなくて、世界遺産になった**和食に戻ろう。そうすれば健康になる。それと、加工食品やめましょう。**つまり、「加工食品でない」です。そうすれば病気にならない。アメリカで1977年に発表された**「マクガバンレポート」に元禄時代の「玄米・菜食」の和食のすばらしさが載っています。**和食は昔から身体によいとされているのですよ。

山田　アメリカのスーパーマーケットなどでは、玄米のお弁当を売っているところもありますよね。

宗像　アメリカでは、遺伝子組み換えの表示がありません。ですから、有機農法の

山田　商品に頼らざるを得ないのです。遺伝子組み換えの表示があると、遺伝子組み換え食品が健康に悪いという印象を持たせるというのです。持たせるもなにも、悪いに決まっているじゃないですか。

宗像　病院食こそ、こだわって無農薬にしたほうがいいと思います。

山田　まったくそうですね。ところでガンを見つけるときに「PET検査」(※3)というのがあります。「PET検査」というのは、ブドウ糖に半減期が早い放射性物質をくっつけて、これを点滴して1時間後に撮影して光っている部位を特定することで診断するものです。ブドウ糖がガンの「えさ」であるということを利用した検査です。

宗像　すごい検査ですね。

山田　医者はブドウ糖がガンの「えさ」であることを知っているんです。手術をしたり、抗ガン剤を打ったりして食べられなくなると、ガンの「えさ」だとわかっているのに点滴でブドウ糖を打つんです。

宗像　矛盾してますよね。

宗像　普通に考えると矛盾してますが、医者からみたらブドウ糖は栄養なのです。それをみなさんが許している。医者に任せている。残念ながら医者は殺人幇助みたいなことをしているのです。

山田　怖いですね。

宗像　お見舞いに来る人は、ガンにはこれがいい、あれがいいと聞いて、いろいろ持ってくる。そういうことに対して、管理栄養士は「おかしな食品を持ってこないでください」と言います。しかし、管理栄養士は、病院食で白米を出しているし、マーガリンが入っている白いパンなどの食品も出している。ガン治療に関しては、残念ながら、それを制限している病院はありません。ガン患者のお見舞いには、プリンとかアイスクリームとかチョコレートとか饅頭とかを持って行くのは厳禁です。

一番の問題は医者が「ガンは治らない」という教育を受けていることです。治ったらガンじゃなかったんだ、よかったね、そういうのが医者の態度です。これをいつまで放っておくんですか。

山田　助かる命が助かっていないわけですからね。

宗像　日本はおかしくなっていますね。日本そのものが「重病患者」と言っていいと思います。

高濃度ビタミンC点滴ってよい？

山田　先生の本を読んで、高濃度ビタミンCの点滴を打ちに行きました。なかなかのお値段でした。でも、女性の美容と健康の維持には効果的ですよね。

宗像　維持だったら、ひと月に2回くらいでいいんじゃないですか。高濃度ビタミンC点滴は天然の抗がん剤といわれています。

山田　血中濃度を保つためによいというビタミンCとカルシウムが一緒になった薬を勧められて、そのときはやめたのですが、そんな薬はどうですか。

宗像　点滴ですか？

山田　いえ、飲み薬です。先生の本にカルシウムにも種類があると書かれていたから、そのカルシウムが本当によいものなのか信用できなかったのでやめたんです。

カルシウムに関して言うと、病気の原因を特定の物質と結び付けたがるのは、やりすぎではないかと思います。

宗像

我々の身体というのは、ミネラルのバランスが取れてできています。そうすると、ある物質だけ大量に摂っていいのかという問題があります。それを入れたことによってバランスがくずれると、かえってよくないと思います。あれが足りない、これが足りないというのは邪道だと思います。

カルシウムのひとつに「風化貝カルシウム」というものがあります。北海道八雲町産の風化貝化石から作られたカルシウムのことで、むかしむかし、北海道が造られるときに生き埋めになった貝の化石です。これは理想的なカルシウムといわれています。医学的にも実証されていて、骨粗しょう症にいいんです。だからといって、単に海ざらしになって死んだ貝殻を粉にして飲めばいいというのとは違います。たんぱく質が足りないとか、カルシウムが足りないという単純な考え方は間違いなんじゃないかなと思いますよ。

山田　「宗像スペシャル」とでもいえる治療書を出してほしいですね。ガンになった方も読まれるだろうし。それと、このところ私は「プラズマ照射水」を知り合いからすすめられて毎日飲んでいますが先生はお飲みになったことありますか？

宗像　私も飲んだことがあります。その水には微量の一酸化窒素（NO）が含まれていて飲めば血流がよくなります。それは適度な散歩やジョギングをするのと同じことなんですね。適度な運動をすると毛細血管の壁からわずかに一酸化窒素が生じるのですが、一酸化窒素は微量であれば血管の拡張作用があり血流がよくなります。そうすると血圧も下がるのです。

98年にノーベル賞を受賞したアメリカ人のルイス・J・イグナロ博士は、著書『NOでアンチエイジング』(日経BP）の中で、一酸化窒素の抗酸化作用がガンや糖尿病、心臓病、脳卒中など活性酸素が関係する病気を抑制すると述べています。

山田 一酸化窒素って重要なんですね。

みんなで農業をしよう

宗像 私の場合、食の安全と健康の話になると、「みんなで農業やろうよ」となります。生活環境のためにも、食を見直して共存すべきですよね。農作物のために殺虫剤をばら撒くでしょ？ ところが、その殺虫剤のおかげでミツバチがどんどん死んでしまう。農作物の受粉に必要なミツバチが、です。そういうやり方をしてはいけない。殺虫剤の成分で神経をやられると、ミツバチが巣に戻って来られないのです。そういう社会環境作りでいいのでしょうか。

山田 ゴルフ場の除草剤も問題になりましたね。あれも怖いですね。

宗像 日本のほとんどのゴルフ場は、大量に除草剤を撒いています。ということは、ゴルフをやっているうちに、それを吸ってしまう危険性がある。そうなるとゴルフをやっても健康になりません。

山田　そういった事実を知れば知るほど、食べたい物がなくなってしまって怖くなります。**家では無農薬の野菜を使って、粗食を心がけています。**それほど凝った食事はしません。外食は信用のおけるお店でするようにしています。ただ、やはり働いていると、時間の関係で家で作るのは難しいときもあります。時間がないときに慌ただしくてしまうとストレスになってしまうのでサクッと外食したほうがいいときもありますしね。

ストレスといえば、人間は強いストレスにさらされると、胃に穴があくのに3秒もかからないというような話も聞きます。私はストレスを感じると肩が凝って胃と腸が動かなくなるんです。

宗像　強いストレスを感じたときには自分の人生で最高のできごとを思い出して浸るといいです。頑張ったときのこととか、自分の成果を思い出してそれに浸るんです。それだけでも気分は楽になる。それでストレスも解消されます。

遺伝子組み換え食品に要注意

山田　私は身体がクリアになってからレバーなどの内臓系を食べられなくなってしまいました。人間でも肝臓は感情やストレスがたまるところらしいですね。恐怖にさらされたまま死んでいった動物の肝臓を食べるのには抵抗があります。

宗像　睡眠剤を打ってから殺したほうがよいのではないかと思います。

山田　悪い内臓を食べると、すぐに吐いてしまいます。お酒も怖いですね。ノンアルコールビールなども。

宗像　あの原料も遺伝子組み換え食品の可能性があるので私は飲みません。

山田　甘味料ゼロの飲料もよく出ていますがどうでしょうか?

宗像　「微糖」とか「カロリーゼロ」と表記されている飲料というのは、人工甘味料が入っています。「カロリーゼロ」など、聞こえはいいですが、化学薬品の一種ですよ。

山田　白い食品をもっと白くしたり、逆に白い食品にわざと色を付けて茶色にしたりすることもありますね。カロリーゼロの食品は、血糖値をコントロールしている人にはよいと思いますが、ガンの人にはどうなんでしょうか。

宗像　これまでの研究で、ガン細胞は通常の細胞に比べて10倍ものブドウ糖を取り込む性質があることがわかっています。つまり、**ブドウ糖はガンの「えさ」なんですよ。**なのでカロリーゼロと表記されていても人工甘味料が入っているので飲まないほうがいいと思います。

山田　ブドウ糖は頭の栄養といわれていて、受験勉強やストレス解消によいと聞きますが。

宗像　ガン患者じゃなければいいです。

ガンの原因とはなにか

宗像　**ガンの原因はたったひとつ。酸欠です。**酸素が行かないということは、血液がうっ滞するということです。血液がうっ滞して流れが悪くなる。そこに酸欠が生じる。それでガンになるのです。酸素がなくて冷たいところにガンができると言われています。うっ滞は「鬱滞」と書くのですが、体内において血液やリンパ液を含めたあらゆる物の流れが悪い状態になることです。特に血液のうっ滞をうっ血と呼びます。

山田 だから温熱療法なんですか。

宗像 そうです。先にも述べましたが、我々の祖先の生命体は海の中にいて、酸素がなくても生きていけたのです。冷たいところでも生きていけたわけです。20億〜30億年前の細胞に戻ったのがガンです。進化したガンは、体温35度の暖かくないところで生き延びます。男性でいうと性器……つまり前立腺ですね。女性の場合は子宮、乳房、卵巣。これらは血液がうっ滞して**血液の循環が悪いところなんです。そこにガンができる。**

山田 先ほども言いましたが身体を冷やさないように子どもにはかき氷や冷蔵庫から出してすぐのものは一切食べさせないようにしています。外食するときも、氷は必ず抜いてもらいます。

宗像　それはいいことです。氷を入れたら０度になるわけだから０度のものを身体の中に入れたら血液循環は悪くなる。冷たいものはよくないと思います。普通に考えてもわかると思います。０度から36度まで体温上げるのに細胞は相当なエネルギーが必要になります。十分な注意が必要でしょう。

（※1）映画「いただきます～みそをつくるこどもたち」
試行錯誤を重ね、玄米とみそ汁、納豆、季節の野菜という給食を実践する高取保育園を舞台に、園児たちによる味噌作りや、漬物・梅干作り、食事の用意などを通じて「食」の大切さを学んでいく様子が撮影されている、ドキュメンタリー映画。

（※2）和食
日本食とも呼ばれ、日本国内の食材を使って、日本の風土や文化に根差した伝統的な料理を指す。特徴は、食材そのものの持ち味を活かし、旬を大切にしたものが多い。平成25年12月、「和食」（日本人の伝統的な食文化）がユネスコ無形文化遺産に登録された。

（※3）ＰＥＴ検査
「陽電子放射断層撮影」という意味で、「Ｐｏｓｉｔｒｏｎ Ｅｍｉｓｓｉｏｎ Ｔｏｍｏｇｒａｐｈｙ」の頭文字を取ってこう呼ばれる。ガンの早期発見のため、ＦＤＧなどの特殊な検査薬で「ガン細胞に目印を付ける」というのがＰＥＴ検査の特徴。

第6章

コミュニケーションを円滑にする
ジョハリの窓

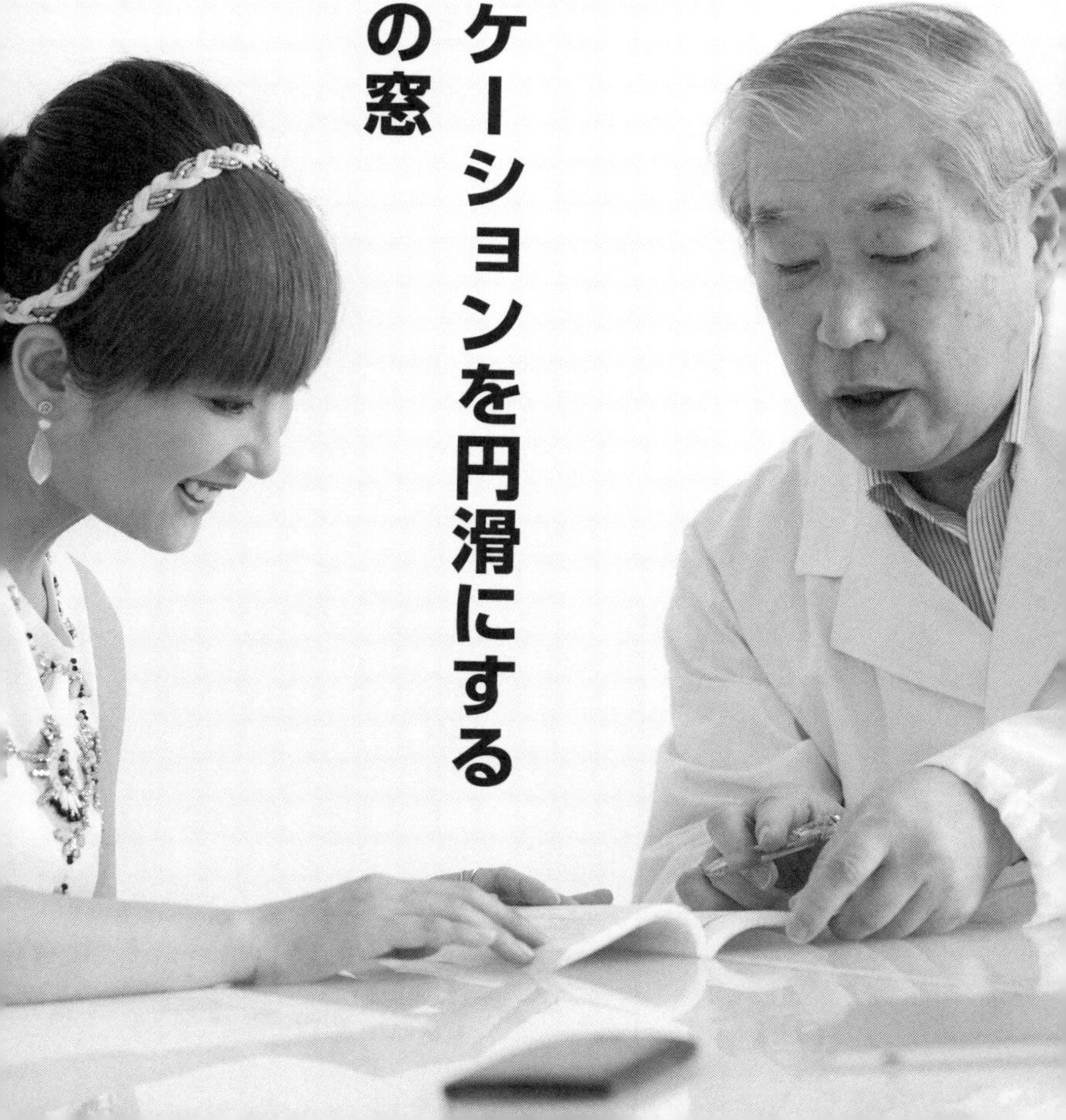

治療法で家族がもめないコツ

山田 家族間でガンなどの病気の治療法をわかち合うといってもいろいろと難しい問題もあるようです。トークショーなどでもお話したことがありますが、治療の話はもめる原因になるようです。

宗像 家族の場合、感情が入りますからね。感情的なことを言ってしまいますよね。他人だとなかなか言えない言葉でも家族だと平気で言ってしまう。だから、**自分でしっかり勉強して揺るぎないようにすれば、周りからなにを言われても平気になると思います。**カーッと血がのぼるのは自信がないからです。自信があれば、相手の言葉をしっかりと受けとめて聞き流すことができます。

山田 夫婦喧嘩もそうですね。

宗像 心理学の「ジョハリの窓」(※1)はご存知ですか。

山田 いいえ、知りません。

宗像 「開放の窓」「盲点の窓」「秘密の窓」「未知の窓」という4つの窓があって、「自

ジョハリの窓

	自分は知っている	自分は気付いていない
他人は知っている	Ⅰ 「開放の窓」 自分も他人も知っている自己	Ⅱ 「盲点の窓」 自分は気が付いていないが、 他人は知っている自己
他人は気付いていない	Ⅲ 「秘密の窓」 自分は知っているが、 他人は気付いていない自己	Ⅳ 「未知の窓」 誰からも まだ知られていない自己

「盲点の窓」や「秘密の窓」に分類された自分と他人の認識のズレを理解して、その原因を探るのが「ジョハリの窓」。そうやって他人の認識を受け入れることで、自分自身の今後のコミュニケーションにおける認識のズレが減り、対人関係によるストレスも軽減できる。

「ジョハリの窓」により、効果的な他己分析（他人を受け入れる自己分析）が可能となり、それは新しい自己の発見につながる。

分も他人も知っている自分」という意味の**「開放の窓」を大きくする**ことによって、親近感や信頼感が増し、コミュニケーションを円滑にするのです。

ガンの治療も同じです。自分自身として病気の知識を得ることは大切だと申し上げました。そして、なおかつ家族とも「こういう治療がしたい」「この治療法についてどう思うか」から「どうやって治療を進めていくか」まで、治療の希望や家族の思いについて存分に話し合う必要があると思います。その意思統一が合致していれば強いものです。そうすれば医者とのコミュニケーションにも自信を持って臨めるはずです。このようにジョハリの窓を活用して、相互の認識のズレを確認していければ、人間関係のストレスは軽減できると思います。そのストレスが減るだけでもだいぶ違ってくるはずです。だからこそ**家族はもちろん、医者とのコミュニケーションが大切になります。**しかし、医者自身がわからないのが問題なのです。

山田　とりあえずやってみましょうと言われても困りますよね。

宗像「ガンは治ります。私は1万人のガン患者を治してきた」と、はっきり言う医者はいないでしょう。「治った人がいます」と言うだけです。治った人がいるからやってみる。１００人いたら10人くらい治るかもしれない。とりあえずやってみます。これがいまの医学における「治療」なのです。

「さしすせそ」の極意

山田　先生の周りには、いつも楽しい輪が広がっているように見えますね。

宗像　68歳になってやっと、ある意味「ずるさ」かな、「さしすせそ」を見つけました。

山田　調味料みたいですけど「さしすせそ」ってなんですか？

宗像　ときどき、知り合いが銀座へ連れて行ってくれるんです。クラブのホステスさんたちの仕事を水商売といいますが水商売の意味はわかりますか？

山田　水商売の意味？　「流れる」ということですか？

宗像　さすがにわかってますね。そう、「流れる」です。水を扱うから水商売というのではない。水が流れるように会話するということ。水は高い所から低いところに流れるでしょ。だからお客様より高い位置に立っちゃいけない。ちょっと低め。ホステスさんを見ていて「さしすせそ」と考えるようになりました。

山田 ちなみに、「さすがです」の「さ」、「知らなかった」の「し」、「素敵です」の「す」、「センスいいですね」の「せ」、「そ」は「そうなんだ」を意味します。つまり、これを家のご主人に申し上げればいい。そうすればうまくいく。要するにむやみに争わない。この歳になってやっと身に付けましたよ。

宗像 銀座のお姉さま方から学んだわけですね（笑）。

山田 そうらしい（笑）。

男性はプライドがあったり、いままで堅持してきたこだわりがあったりするので、「さしすせそ」の極意がわかったというのは柔軟な心になったということですよね。

宗像 そう言いつつも、死ぬまで頑固ジジイで生きたい。

山田 頑固そうには見えませんけど（笑）。

宗像 表面は見えない。そこをわかっていただけますか。

人間関係にも効く！ 会話における「さしすせそ」の極意とは

「さすがです」の「さ」	相手の功績などの話に対して、素直に賞賛することで、相手に対してよい印象を与えることができる。
「知りませんでした」の「し」	功績は実体験が必要だが、相手の知識、もしくは教えてもらったことに対して褒めることで、相手の承認欲求を満たすことができる。
「すごいですね」の「す」	相手との関係はなにも仕事だけとは限らない。共通点がない出来事に対して素直に褒める場合に使いたい言葉。
「センスいいですね」の「せ」	相手の容姿や服装など、外見に対して高評価を与える場合。
「そうなんですか」の「そ」	相手の話題に対して若干肯定的に、会話を持続させるときに使える「相槌」の言葉。

山田　「さしすせそ」で相手を思いやることはコミュニケーション力の向上につながりますね。

宗像　「表面は見えない」を、仮に細胞の中の話でいうと最高値に張り付いているのがよいということです。ところが医者は最高値に張り付いているのがよいとは言いません。本当は最高値に張り付いているのがよいと言うべきなんです。免疫細胞が栄養満点。オーガニックなものを食べて、加工食品を食べなければ必ず最高値に近くなる。当然、日常的に加工食品を食べれば最低値に近くなってしまう。結果、体温が低くなるのです。

山田　そうですね。低くなってしまいますよね。体温を上げるためにどうすればよいのでしょうか。

宗像　有機のもの、細胞を食べることです。しかし、かこう（加工）食品を食べ過ぎると、生命力がかこう（下降）する。

山田　決まりましたね、先生（笑）。

検査の受けすぎにも要注意！

宗像　ガンを発見するためには、日頃から体温に注意をすることが大切です。体温が36度5分くらいあれば、ガンにはなりません。35度台だったら問題です。

山田　低かったら、疑ったほうがいいということですか？

宗像　私は疑ったほうがいいと思いますよ。注意するに越したことはありません。日本の医学界の検査は優れています。しかし、治療は最悪です。ただ、なるべくなら検査も受けないほうがよいのです。

山田　それはよく聞きますね。定期的に検査を受けている人のほうが安心してしまうところがあるのでしょうか。

宗像　先日、ある患者さんが腎臓結石か膀胱結石でＣＴ(※２)を撮ったんです。それがなんと２８６枚！　ばかみたいな話です。ＣＴの放射線の量は1枚撮るだけでもレントゲンの80～１００倍に相当するといわれています。２８６００枚レントゲンを撮ったことと同じなのです。

山田　ビックリですね。予防接種はどうですか？　やはりあまりよくないですか。

宗像　確かによくありませんが、国が認めていますからね。予防接種を断るにも勇気が必要でしょう。

山田　任意ですので、我が家の場合は積極的には打っていません。

宗像　日本人が一番怖がるのは孤立ですよ。グループの中で疎外されるのが一番辛いことなんです。特に子どもは自分が疎外されたくないと思っている。「お母さん、どうして予防接種しちゃいけないの」って言うでしょう。人と同じことをしないと、意地悪されたり仲間はずれにされますから。

山田　以前は海外での出産も少し憧れましたが、海外では予防接種をしなくてはいけないと聞きました。

宗像　積極的に予防接種をしないのはよい選択だったと思いますよ。

山田　それと、先に先生がおっしゃっていましたが、白米のブドウ糖も、ジャガイモのブドウ糖(※3)もダメですか？

宗像　ジャガイモのブドウ糖は大丈夫です。あれは血糖値が上がらない。血糖値が

■ CTとMRIの違い

	CT	MRI
特徴	CT検査は、X線（放射線）を患者の身体の周囲に当てることで得られた情報をコンピューター処理して、体内の二次元画像を作る方法。	患者の身体に高周波の磁場を与えることで、体内の水素原子に共鳴現象を起こさせ、そこから発生する信号を撮影・画像化する。
メリット	検査時間が比較的短く、また、人体の頸部（頭と胴体とをつないでいる部分、首のこと）から骨盤まで、広い範囲の検査に最適。	放射線の被ばくがないため、検査を繰り返す必要がある場合や、子どもや妊婦の検査に最適。得られる画像も鮮明で、どんな断面像でも得ることができる。
デメリット	X線を使うために、微量とはいえ、被ばくがあることが最大の欠点であり、繰り返しの検査に向かない。また制作される画像データの精度も、MRIに対して劣る。	骨や肺の映像化が難しく、また狭い機器内で、長時間にわたる検査が強いられるために、閉所恐怖症の患者には不向き。また、磁気を使うので、ペースメーカーを埋め込んでいる患者に対しては行うことができない。

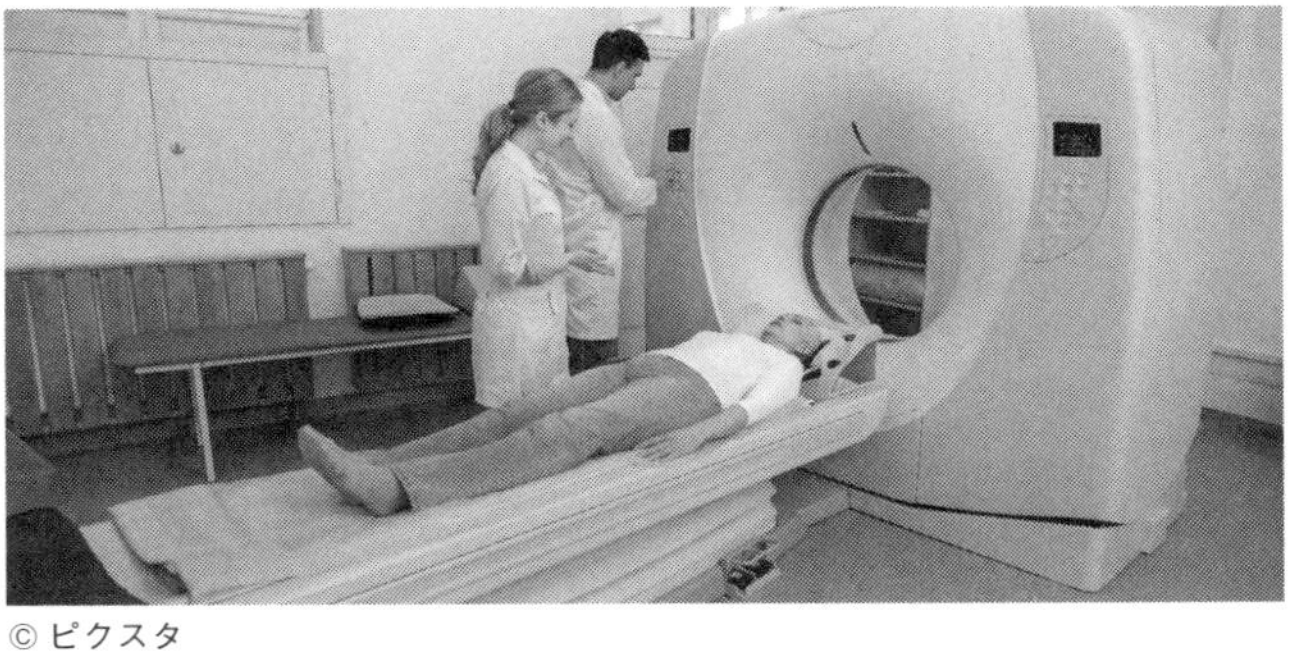

一般的なCT機器の形状。リング状のCTスキャナーの中を寝台が移動して、スキャンを行う。

上がるものはダメです。吸収がよい糖は血糖値の急激な上昇を招きます。ですから、そうでない糖なら大丈夫。ガンの「えさ」にはならないのです。

山田 最近、話題の野菜をお湯で洗う「50度洗い」はどうですか？ 50度のお湯で野菜を洗うと「ヒートショック」といわれる現象で野菜の表面の気孔が開き、細胞に水分を取り込むことができるといわれています。鮮度がよみがえり、雑菌なども落ちて日持ちするようになると聞きますが。

宗像 それはよいと思います。まりやさんがクローン病になったのも食間を3時間空けなかったからでしょう。先ほど話したように、野菜ジュースの場合は1時間おきに飲んでも胃腸を痛めることはありません。しかし、本来は食事を摂る際は、時間を空けたほうがいいのです。胃液は食べ物を消化するために胃で分泌される液体ですが、pH濃度が1、つまり、強塩酸はたんぱく分解酵素のペプシンが含まれています。それなのに、どうして胃のたんぱく質が壊れないのかわかりますか。

山田 胃のたんぱく質……なんでだろう？

宗像　胃はpH1の塩酸が出るのに、なぜ、その胃自身が溶かされないのか答えられる人は少ないですよ。

山田　わからないです。

宗像　それは胃粘液で守られているからです。ただし、その粘液は食後3時間から4時間経たないと出ない。ところが2時間おきに食べたりすると、胃の中がつねに酸性になってしまう。それで胃が痛くなるのです。

山田　仕事でお腹が空いてなくても食べなければならないときもあります。

宗像　食事の時間を空けることさえ守っていれば、胃腸というのはものすごく強い臓器だから壊れることはまずありません。

山田　大食い選手権に出ている方はすごいですね。1日中食べ続けてますし。ちょっと特殊ですよね。

宗像　裏で吐いているんじゃないですか（笑）。

山田　下痢をしてしまう方も多いと聞きました。

宗像　腸というのは敏感で賢い臓器だから、おかしな物が入ってきたら出してしま

山田　うのです。下痢は食べるなというサインです。

普段の食事では意識して摂りにくいカリウムやカルシウム、マグネシウム、鉄分、亜鉛といったミネラルに関しては、サプリメントで対応するのが好ましいですね。

宗像　その通り。サプリで摂るのは大切です。しかし、なんども言うように、いまは本当に加工食品が多すぎます。

玄米こそ最高の食材です

山田　お話の最初にも教えていただいたように、玄米（※4）は大丈夫なんですね。

宗像　玄米は最高の食材です。先にも述べましたが、玄米には230種類もの酵素が含まれ、ビタミンB_1、B_2、B_6をはじめとするビタミンの宝庫です。繊維は大腸を刺激し、排便を促します、また、マグネシウム、カルシウムなどのミネラルが豊富です。腸内の通過時間が短く、胃腸の負担も少ないのです。

山田　冒頭にあるむかしの日本女性も玄米を主食にしてきたので、あんなに体力があったのですね。

宗像　そうです。いまの人にそんな体力はないでしょう。日本人には玄米食2000年の歴史と実績があり、玄米の力を本能的に思い出してほしいと思います。

山田　**食事はすべての基本ですね。**一刻も早く日本的な食事を取り戻してほしいということですね。

宗像　まず白米や白いパンをやめること。できる限り白砂糖、農薬や添加物を避けて、玄米を食べること。それまでの**伝統的な味噌や醤油、穀物野菜中心の食生活していければ、健康になる**と思いますし、最終的には医療費も節約できると思いますよ。日本の誇りや精神は米の文化です。玄米によって得られる日本人の魂を取り戻せたらいいと思います。

山田　食事の改善こそが健康の源ですね。私は無農薬の玄米を長野から取り寄せています。

宗像　私は、知り合いの農家の不耕起米《ふこうきまい》（※5）を食べさせてもらっている。白鳥が来る田んぼで作っていて、シギ、サギも来て、ドジョウやカエルを食べています。トキが佐渡に戻ったのは不耕起米が復活したからですよ。耕さない田んぼがいいのです。水が温かくて微生物がたくさんいる。だからいい米ができる。農薬は必要ない。農薬は戦後、アメリカから入ってくるまで日本にはなかったのです。

山田　そうなんですか⁉

宗像　日本はアメリカに毒されてしまいましたね。我々はアメリカに洗脳されたと言っていいでしょう。でも、だからといって手遅れというわけではありません。**毎日の食生活を見直すこと、家族と話し合って病気に対して理解を深めること。**毎日の積み重ねでなんとかできます。医者や病院の方針に従う以上に、それがとても重要なんですね。**「病気は自分で治す」という気構えを忘れないでください。**

山田　確かにそうですね。そういえば先生、お医者さんを辞めるみたいなことおっしゃってましたが……。

宗像　医者よりも、お百姓さんのほうが社会に役立つのではないかと思うからです。現在、日本で有機農法で無農薬の食べ物は、0・3%しかないのです。これでは国民に供給できません。

私の夢は農場に併設した診療所を作ることです。農場ではF1の種を使わず、無農薬、有機栽培で栄養満点の野菜や米を育てます。温泉施設もあり、ガン患者が診療に訪れると、問診のあとにんじんジュースを飲んでもらいます。そして温泉に入ってもらい、体温を上げます。温泉に入って身体が熱くなると水分が飛んで、風呂上がりに、またにんじんジュースを飲みます。すると、にんじんのエッセンスがよく入るのです。これを繰り返せば、その日のうちからガンは治り始めます。

山田　「宗像農場兼診療所」ですね。ぜひ、実現させてください。

宗像　放し飼いの鶏もいて、いつでも新鮮な卵が食べられます。

山田　先生は白衣もお似合いですが、麦わら帽子と作業服、草刈り機も様になりそうですね（笑）。本日は貴重なお話をありがとうございました。この本が、なにかの役に立てればうれしいですね。

宗像　私も本当にそう願っています。

（※1）ジョハリの窓
アメリカ、サンフランシスコ州立大学の心理学者、ジョセフ・ルフトとハリー・インガムの発表による、「対人関係における気付きのグラフモデル」のこと。後に考案者であるふたりの名前を組み合わせて「ジョハリの窓」と呼ばれるようになった。

（※2）CT
コンピューター断層撮影のこと。放射線などを利用して人体を走査し、画像を撮影、コンピューターを用いて画像処理することで、人体の内部画像を構成する技術。あるいはそれを行うための機器。

（※3）ジャガイモのブドウ糖
ジャガイモのでんぷんは体内に入ることでブドウ糖となるが、そのでんぷんはレジスタントスターチという消化しにくい物質で構成されている。消化しにくいために、食後の血糖値がゆるやかに上昇するという特徴がある。

（※4）玄米
精白されていない状態の米を指す。精白されると「白米」となる。玄米の「玄」は「暗い」または「色が濃い」という意味で、精白されていない玄米は、白米よりビタミン、ミネラル、食物繊維を豊富に含むため、理想的な健康食品といえる。

（※5）不耕起米
水田の土を掘り起こしたり、反転させたりして耕起することをせずに作られた米のこと。耕さないことによる省力化が可能で、土壌の改善などにも効果があり、近年注目が集まっている。

見極めよう
ダメ医者チェックリスト

ダメ医者チェックリスト

監修　宗像久男

ガンや糖尿病などの「生活環境病」に限らず、病院や医者選びは非常に重要です。できることなら、心の不安や身体の痛みを理解して対応してくれるドクターと出会いたいものです。しかし「医は仁術」は遠いむかしの話。医療はビジネスになり、医者もある意味、商売人といえます。現在は中小はもちろん、大きな病院でも倒産が増え続けているそうです。そんな中で、どうやって最良のドクターを見つけるか、もしくは転院するための基準とはなんだろうか？　そのためにチェックしたい項目を挙げてみました。

これが絶対ということはありませんが、ひとつでも当てはまるのであれば、継続して良好な治療は望めないと考えられます。「病気は自分で治す！」そんな意識を持って判断する材料にしてください。

- ①コミュニケーション能力が低い
- ②診察の際に患者の顔を見ずPCばかり見ている
- ③患者からの質問を嫌がる
- ④手術・治療実績を教えない
- ⑤なにかと薬を変えたり、大量に処方する
- ⑥さまざまな検査で通院させ続ける
- ⑦検査データの提供を渋る
- ⑧病状・治療法を説明しない

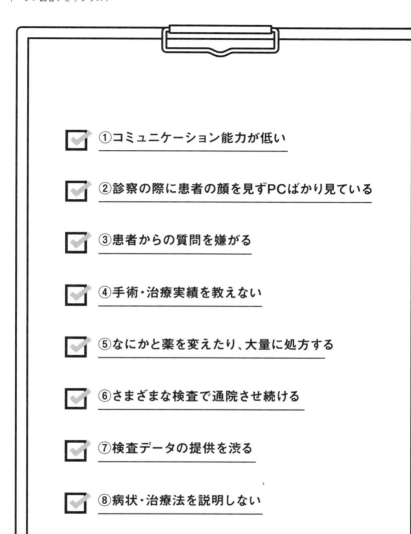

あとがき

「高齢患者　抗がん剤効果少なく」

これは２０１７年４月27日産経新聞朝刊１面トップの見出しです。

私はこの記事を読んだとき、「日本のメディアもやっとこういうあたりまえのことを報道するようになったのか」とタメ息をつきながらもやる気が湧いてきました。その日のうちにこの紙面を大量にコピーし、診療所を訪れる患者さんに配り始めました。内容はこうです。

「（前略）国立がん研究センターと厚労省、経済産業省が主体となり調査を実施した。平成19年から20年に同センター中央病院を受診したがん患者約７千人のうち、70歳以上の高齢者約１５００人が対象。がんの種類別に、抗がん剤による治療を中心に行った場合と、痛みを和らげる『緩和ケア』に重点を置いた場合とで、受診から死亡までの期間（生存期間）を比較した。その結果、主に肺がん▽大腸がん▽乳がん―で末期（ステージ４）の高齢患者の場合、抗がん剤治療の有無にかかわらず、生存率は同程度にとどまった。抗がん剤治療が明確な効果を示さない可能性があるという。例えば肺がんの場合、生存期間が40カ月以上のグループは抗がん剤治療を受けなかった患者のみだった。（後略）」

私に会うなりコピーを渡された患者さんは、食い入るように記事を読み進めます。そして一様に、「どうすればガンは治りますか」と自分の病状と現在行っている治療についてしつこいまでに質問してきます。

さして有名だともいえない私の診療所をわざわざ探してやってくるガン患者の方々は、一刻も無駄にできないと真剣そのものなのです。

私は3大治療（手術、抗ガン剤、放射線）の弊害を説き、「ガンと闘って治すのはあなた自身です」と告げます。その後、平熱を尋ねると全員から35度台という答えが返ってきます。私は「ガンは低体温を好みますから体温を1度上げてください。日常的に体を温めてください。一日に5回も6回もお風呂に入ってください。ガンの『えさ』はブドウ糖ですから白砂糖、白米をやめて無農薬の玄米を主食にして新鮮で無農薬のにんじん、りんごジュースを1時間おきに飲んでください」と伝えます。大病院での診断と治療にほとんどの患者さんは絶望の色濃く、私の話をいぶかしげに聞いています。しかし1時間、2時間が過ぎ3時間になろうとするころには目の力がよみがえり、生きる希望を見いだして私のアドバイスを受け入れてくれるようになります。

生きるうえでの「ファイティングポーズ」をとり始めた患者さんに、私は「必ず治ります。治すのはあなた自身です」と励ましの言葉をかけ、心からの敬意を払いながら診療を終えます。「ガンは治らない」と思い込んでいる患者さんの気持ちを落ち着かせ、ここまでもって来るのに最低でも3時間、ときには5時間近くかかることもめずらしくありません。

こんな日々を続けていた6月中旬に、女優の野際陽子さんが肺せんガンで亡くなったとのニュースが流れました。享年は81歳で、手術と抗ガン剤治療を行っていたとテレビが伝えていました。私のもとには、産経新聞のコピーを差し上げた患者さんから何件も電話がありました。私は患者さんと話しながら、1999年に邦訳された『医者が患者をだますとき』(ロバート・メンデルソン著、弓場隆訳、草思社刊)の一文を思い出していました。そこにはこうあります。

「乱診乱療という言葉通り、医者は濃厚で過剰な医療を毎日のように行っている。いったん末期患者の治療が始まると、検査漬け・薬漬け・不要な手術・人工呼吸器への接続といった、ありとあらゆる儀式めいた処置が繰り広げられていく。そして、儀式をひと通りやり終えるまで、医者はその手を絶対にゆるめようとはしない」

原書の刊行は40年近く前ですが、本質的には今も十分通用する内容です。野際さんは、「やすらぎの郷」というテレビ朝日のドラマに出演し生涯現役を貫いた方で、ご立派と言うほかありませんが治療次第でもっと長生きできたのではないかと私は思っています。

また、この本の「訳者あとがき」のなかに、日本での滞在生活の長いアメリカ人の学者の意見として次のような話が掲載されています。

「あの本は読んだことがあるが、内容的にはむしろ現在の日本の医療現場により当てはまるように思う。というのは、日本では医者にパターナリズム（父権的温情主義）の因習が強いし、患者もおまかせ医療が当然だと思っている。インフォームド・コンセント（十分な説明と同意）だって、ほとんど普及していない。第一、十分な説明といっても、その説明が正しいかどうかわからないのに、日本の患者は、ほかの多くの患者さんもこの治療法を選択していると医者から言われると、素直に同意する。アメリカ人も以前はそうだったが、最近では国民の意識がかなり変化して、患者はインフォームド・チョイスできるまで臆せず医者に質問するようになっている。現状では、日本人は自分の身体への責任を負うのは自分だという意識がまだ希薄なのではないか」

この話も20年近く前のものですが、ガンの患者さんに限れば現在も的を射ていると言わざるを得ませんし、残念ながらアメリカとの差も一向に縮まっておりません。しかし、です。私はここ20年以上「ガンは治る病気です」と言って診療や講演を続けるなか、近頃の若い女性の健康、特にガン予防に対する意識の向上には特筆すべきものがあると思っています。講演後に20代、30代の女性から質問攻めにあうこともしばしばで、彼女たちの特徴は自分の意見をしっかり持っているということです。

今回対談をお願いした山田まりやさんも自分の意見をしっかりお持ちの方です。彼女は15歳で芸能界に入り、働きづめに働いて大病を患いました。しかし、それを「食生活の大幅改善」で克服しました。これをきっかけにして、「健康こそが最大の幸福である」ということをしっかりと胸に刻まれたようです。ご自分の病気のことはもとより、お産の話や、生まれてきた息子さんの食生活その他の話も、医師である私が教えられる思いでした。まりやさんの母親としての責任感の強さにも感銘を受けました。それとなにより「自分の身は自分で守る」、そのためには「誰にも負けないくらい学習することが大切である」という意識の高さにも敬服させられました。無農薬玄米を中心にした食生活のなかで、「デトックス」「メンテナンス」「パワーチャージ」に関する話も大いに参考になりました。本当にありがとうございました。

さて最後になりましたが、明治時代の和食に関するちょっとおもしろい話を引用して筆を擱きたいと思います。中外医事新報516号（1901年・明治34年9月20日）によれば、概略は次の通りです。ドイツから日本に来て住んでいた医師のエルヴィン・V・ベルツらが、人力車2台に乗って日光見物に出かけました。人力車は早朝上野を出発して日光街道をひた走り早いほうは日光までの110キロメートルを14時間半でたどりつきました。ベルツ医師はこの人力車夫の体力に驚き、彼らの食事を調べました。すると彼らは多量の米、馬鈴薯（ジャガイモ）、大麦、粟、百合根を食べていることが判明しました。そこでベルツ医師は彼らを雇い上げ、こんな粗食より、たんぱく質が豊富な肉類を混ぜて食べさせればもっと走るに違いないと試してみました。ところが、肉食をした彼らは疲労困憊して走れず3日で肉を辞退しました。その後もとの食事に戻したところ、体力は回復したというのです。

私はここで言う「多量の米」とは玄米のことだと確信しています。彼らはまさに無農薬で有機栽培の「細胞」を摂っていたのです。みなさん、とにかく添加物が数多く入った加工食品をやめてください。「きれいな水」と新鮮で有毒物質の混じらない「細胞」を摂りましょう。無農薬玄米を主食とした縄文人のような食生活に立ち返ることです。そして日本からガンを撲滅しましょう。それが私の切なる願いです。

2017年8月15日終戦記念日に　宗像久男

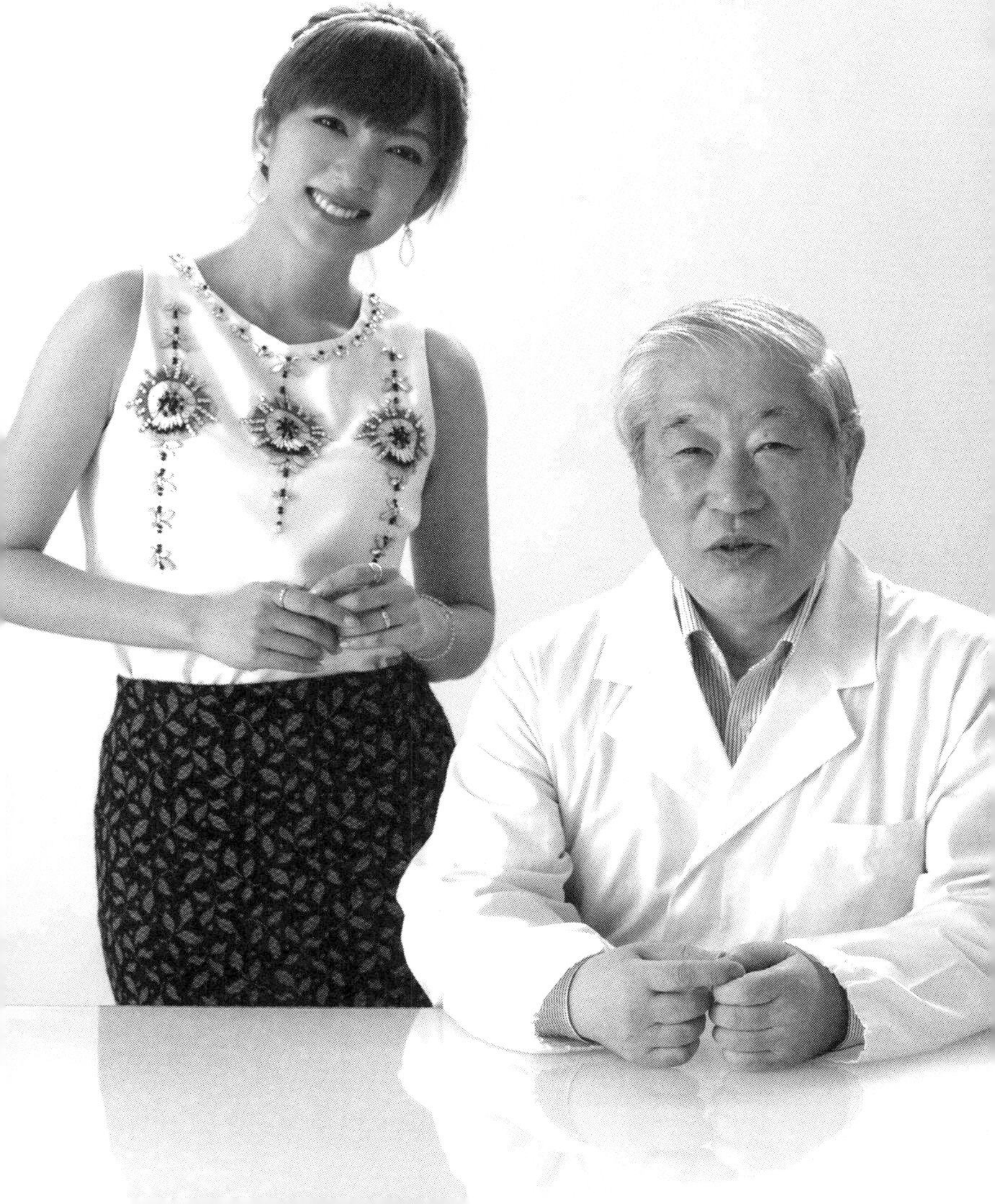

参考文献

日野原重明『生きかた上手』（ユーリーグ）
一般社団法人日本神経学会『筋萎縮性側索硬化症診療ガイドライン２０１３』（南江堂）
澤登雅一『その「不調」、あなたの好きな食べ物が原因だった？ 遅発型フードアレルギー』（ディスカヴァー・トゥエンティワン）
持田綱一郎『世界が認めた和食の知恵―マクロビオティック物語』（新潮社）
土谷繁裕『ドクターハラスメント―許せない！ 患者を傷つける医師のひと言』（扶桑社）
厚生省薬務局麻薬課監修『医療用麻薬の利用と管理 がん疼痛緩和とモルヒネの適正使用』（ミクス）
山下政三『脚気の歴史』（東京大学出版会）
厚生労働省「統合医療」情報発信サイト
山下惣一『身土不二の探究』（創森社）
ＮＰＯ法人日本ホリスティック医学協会ＷＥＢサイト
一般社団法人 日本サプリメント協会『サプリメント健康事典』（集英社）
Ｄ・デニストン、Ｐ・マックウィリアムス『ＴＭの本 アメリカからやってきた超越瞑想』（久保田洋子訳・金沢文庫）
新谷弘実『ニューヨーク式腸の掃除法 コーヒー腸洗浄のすすめ』（主婦の友社）
藤田紘一郎『知らざれる水の「超」能力 新しい「科学的」水の飲み方入門』（講談社＋α新書）
農林水産省「ミネラル」ＷＥＢサイト
公益財団法人 難病医学研究財団難病情報センターＷＥＢサイト

一般社団法人日本生活習慣病予防協会 ＷＥＢ サイト
高橋正征『海にねむる資源が地球を救う―海洋深層水の利用』（あすなろ書房）
農林水産省「食品に含まれる総脂肪酸とトランス脂肪酸の含有量」ＷＥＢ サイト
農林水産省『映画「いただきます〜みそをつくるこどもたち」とタイアップしています！』ＷＥＢ サイト
農林水産省『「和食」がユネスコ無形文化遺産に登録されました！』ＷＥＢ サイト
国立研究法人国立国際医療研究センター病院 ＷＥＢ サイト
久瑠あさ美『ジョハリの窓―人間関係がよくなる心の法則』（朝日出版社）
放射線医学総合研究所病院 ＷＥＢ サイト
日本食物繊維学会編集委員会編『食物繊維 基礎と応用』（第一出版）
玄米及び精米品質表示基準（平成12年３月31日農林水産省告示第５１５号）消費者庁 ＷＥＢ サイト
岩澤信夫『究極の田んぼ』（日本経済新聞出版社）
農林水産省「すぐにわかるトランス脂肪酸」ＷＥＢ サイト
奥津典子『本当に怖い低血糖症 マクロビオティックが現代の病を治す』（講談社＋α新書）
森下敬一『クスリをいっさい使わないで病気を治す森下健康法 クスリにかわるこんな食べ物、体質改善法』（三笠書房）
岩崎輝明『食事を変えよう！日本を変えよう！ 岩崎輝明・食事道への挑戦』（毎日新聞北海道支社）
中山尚夫『妊婦さん、玄米食ですよ！事故無く、健康に、４０００人！元産婦人科医・中山尚夫の快挙』（毎日新聞北海道支社）
ロバート・メンデルソン『医者が患者をだますとき』（弓場隆訳・草思社）

MEMO

プロフィール

宗像久男（むなかた・ひさお）

1948年福島県生まれ。早稲田大学社会科学部卒後、早稲田大学大学院で国際経済学を学ぶ。卒業後社会人として活動するが自身の病気をきっかけに医師を目指し、長崎大学医学部を卒業。医療法人社団一友会初代院長に就任。その後医療法人社団一友会理事長に就任し、銀座、目黒のクリニックの院長を経て2015年築地に在宅医療の中央リセルクリニックを開設。現在ひかりクリニック（東京・築地）に勤務。統合医学で健康になる会元会長。

山田まりや（やまだ・まりや）

愛知県出身。女優。一児の母。マクロビオティックセラピスト、薬膳インストラクター、中国漢方ライフアドバイザー、スーパーフードマイスター、子ども食育健康管理コーディネーター、ビューティーフードスイーツプロなどの資格を持つ。主な著書に『食事を変えたら、未来が変わった！』（キラジェンヌ）など。

THE GOOD BOOKS ON THE EARTH
TWJ BOOKS HEALTH

あなたの病気の本当の原因は……
その生活が“ガン”なのです 改訂版

2020年3月16日　初版第1刷発行

著　者　宗像 久男
　　　　山田 まりや

写真撮影　RAIRA・木村 心保
デザイン協力　山根悠介
販　売　斉藤弘光・原田聖也

装丁・DTPデザイン　重元 ふみ
発行者　佐野 裕
発行所　トランスワールドジャパン株式会社
〒150-0001
東京都渋谷区神宮前6-34-15 モンターナビル
Tel.03-5778-8599 / Fax.03-5778-8743
印刷・製本　中央精版印刷株式会社　Printed in japan 2020

ISBN978-4-86256-284-5